Intuitive Klang-Therapie für Pferd und Reiter

Neu:

Mit Solfeggio-Frequenzen und Emotionscode®-Anwendungen

Verlag und Druck:
tredition GmbH, Halenreie 40-44, 22359 Hamburg

ISBN
Paperback: 978-3-347-38193-3
Hardcover: 978-3-347-38194-0
e-Book: 978-3-347-38195-7

Fotos: Beate Kuby, Ursula Muhn, Nicole Windhaus, Lena Wallach, Thomas Blodig, C. Panic, Angela Brückl

Vorwort zur 1. überarbeiteten und ergänzten Auflage 2021

Meine Arbeit hat sich in den fünf Jahren seit dem ersten Erscheinen des Buches im Jahr 2017 intensiviert, vertieft und damit verändert. Vorher wenig Beachtetes und Neues ist in den Vordergrund getreten, hat sich gezeigt und wollte angeschaut werden.

Irgendwann war der Impuls da: Jetzt sind eine Überarbeitung und Ergänzung sinnvoll.

Ich durfte erkennen, wie wichtig und wertvoll die Arbeit mit den Solfeggio-Frequenzen ist. Vor allem wenn du die Wirkung bei anderen Menschen spürst. Sie ermöglichen einen Zugang auf dem feinstofflichen psychischen Weg und nicht so sehr über das Körperliche.

Wie wirken sie dann erst bei den wesentlich sensibleren Pferden?

In meinen Klang-Konzerten und der Einzelarbeit mit Menschen habe ich bis jetzt mit den Solfeggio-Röhren-Glocken gearbeitet. Diese habe ich mir für meine Zwecke anfertigen lassen. Mittlerweile gibt es Stimmgabeln, ja sogar Gongs in diesen Frequenzen. Im Bereich der Klangschalen dauert es noch. Es ist nur noch eine Frage der Zeit bis Hersteller sich darauf einstellen und diese anbieten.

Auch als ich den Emotionscode® und seine Anwendung in einem Workshop kennenlernen konnte, war sofort klar, dass dies eine enorm wichtige Basis für meine Arbeit zur Lösung eingeschlossener Emotionen für Menschen und Tiere ist. Als nun zertifizierter Anwender macht es Freude zu sehen, wie einfach und wirkungsvoll Hilfe sein kann.

Nichts geschieht zufällig. Interessant ist der Zusammenhang zwischen der Solfeggio-Frequenz 396 Hz und dem Emotionscode®: Beides löst versteckte Emotionen. Noch gibt es hierzu speziell keine verlässlichen Ergebnisse. Aber eine tiefe intuitive Erfahrung und jetzt schon einige tief berührende Erlebnisse. Die Zeit wird mehr ans Licht bringen.

Damit kann ein wichtiger Beitrag zur allgemeinen Gesundheit und Wohlergehen für Mensch und Tier und darüber hinaus für Alle geleistet werden.

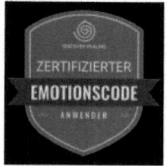

Klang-Therapie für Pferde ist eine wunderbare Möglichkeit, sich mit den Pferdewesen zu verbinden und EINS zu werden. Wir können die Pferde und uns entspannen und so unsere Selbstheilungskräfte gemeinsam fördern. Klang-Behandlungen wollen nicht nach „Rezept" gegeben werden und auch keine Diagnose oder Therapie beinhalten. Sie sind kein Ersatz für eine Betreuung durch einen Tierarzt oder Heilpraktiker.

Die hier vorgestellte Behandlung mit Klängen und anderen energetischen Maßnahmen soll zum achtsamen und emphatischen Umgang mit den uns anvertrauten Pferden einladen. Sie haben diesen Respekt verdient. Die Behandlung stellt keine Heilbehandlung im Sinne der Schulmedizin dar. Es werden keinerlei Heilungsversprechen gemacht oder Diagnosen gestellt.

Mein besonderer Dank gilt Beate Kuby und Daniel Gasch, ohne deren Bereitschaft auch diese erste überarbeitete und ergänzte Fassung nicht möglich gewesen wäre. Und natürlich bedanke ich mich bei allen anderen Pferdewesen, die ich bisher kennen lernen durfte und die bereitwillig mitgemacht haben. Mittlerweile ist Jacques über die Regenbogenbrücke gegangen und Carino hat sich zu einem prächtigen Herdenchef entwickelt. Er ist auch der kleine Star dieses Buches.

Die Natur und die Pferde sind meine Lehrmeister

Inhaltsverzeichnis

Intuitive Klang-Therapie für Pferd und Reiter

- Wie funktioniert Klangtherapie?
- Was ist Intuitive Klangtherapie?
- Warum erfahren Mensch und Tier durch Klänge Ruhe, Harmonie und Ausgeglichenheit?
- Welche Wirkung haben die Schwingungen, wirken sie darüber hinaus auch auf Geist und Seele?
- Damit wollen wir uns jetzt auf den folgenden Seiten beschäftigen und wenn Du magst, liebe Leserin und lieber Leser, folge mir
- ins **magische Reich der Klänge…**

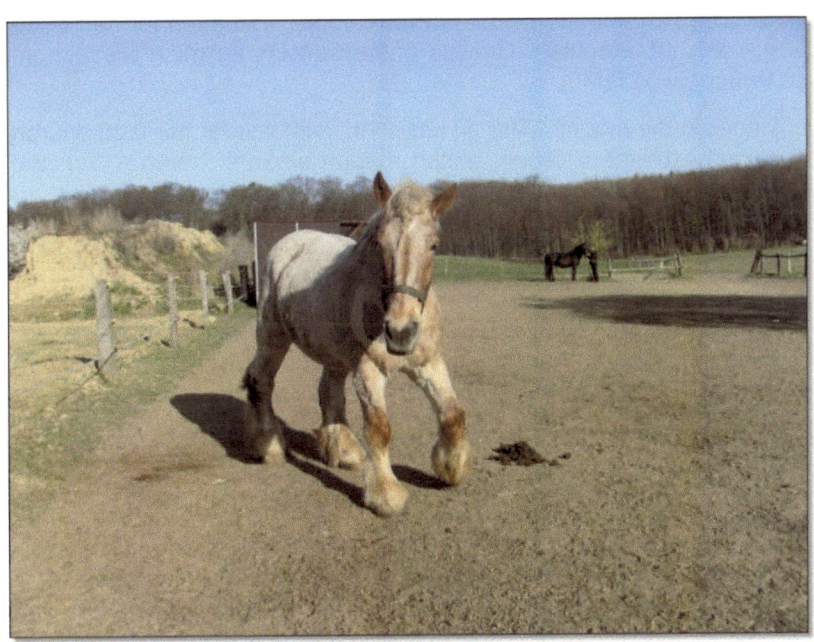

Allgemeines zur Wirkung von Klängen

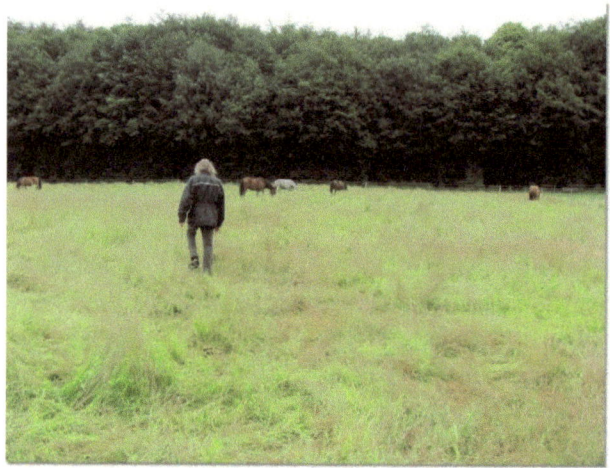

In einer sich zunehmend selbst entfremdenden und auch für den Menschen nicht „artgerechten" Umwelt entdecken immer mehr Menschen, dass ihnen etwas fehlt.

Um wieder in die eigene Mitte zu kommen, sich wieder mehr zu spüren und selbstbestimmt zu leben, bieten Klänge einen sicheren Anker: Sie haben beim Menschen die Eigenschaft das rationale Bewusstsein zu umgehen und direkt in tiefere Regionen unserer Dreiheit von Körper, Geist und Seele zu gelangen. Sie erinnern uns Menschen an unsere ersten pränatalen Sinnes-Wahrnehmungen im Mutterleib.

Die Verwendung von Klängen, Schwingung und Frequenzen durch den Menschen ist nichts Neues. Musik war und ist bedeutsam für uns. Schon die Pythagoräer nutzten die Musik, um den Körper zu reinigen.

Sie erkannten früh, dass Klänge und Licht eine Gemeinsamkeit haben, denn beides wird durch Frequenzen und Schwingungen gebildet. Hier kommt auch der Spruch her: „Sprich nie ohne Licht".

Aus der Zeit von Pythagoras (570-510 v. Chr.) stammt auch die Verbindung der Planetentöne in der Musik. Die Quantenphysik lehrt uns, dass alle Materie letztlich Schwingungs-Energie ist. Genauso wie Farben und das Licht.

Klänge sind Vermittler einer harmonischen Gleichschwingung, bringen unser Leben in Harmonie mit dem universellen Energiefeld, bringen Klarheit und tiefe Entspannung.

Der Einsatz von archaischen Instrumenten in der Klangtherapie unterscheidet sich von der Musiktherapie. Die Einfachheit der Klänge ohne eine erkennbare Melodie entzieht sich einer rationalen Wertung durch den stets analysierenden Geist. Sie bilden eine Brücke zwischen der realen und der geistigen Welt. Durch die Reduktion auf das Wesentliche ist gleichsam eine Transformation in achtsamer Ruhe und Stille möglich. Es kann eine verstärkende Atmosphäre von Vertrauen, Geborgenheit, Loslassen und Annahme entstehen.

Klänge sind eine wirksame Möglichkeit, die Verbindung zwischen Mensch und Tier auf der Seelenebene fern vom Alltagsbewusstsein in einem erhöhten Bewusstseinszustand zu stärken oder gar erst wieder herzustellen.

Die Schwingungen von obertonbetonten Klangschalen sowie von speziell gestimmten Stimmgabeln übertragen sich beim Einsatz unmittelbar auf den physischen Körper und erreichen somit den Geist und die Seele. Sie verstärken unsere Absicht der Behandlung und tragen zur Schwingungserhöhung bei.

Der Körper fängt mit all seinen Organen und Geweben selbst wieder an, höher oder in gesunden Bereichen zu schwingen und in Resonanz zu gehen.

Das „Körper-Orchester", angefangen von den Zellstrukturen bis hin zu jedem einzelnen Organ, schreibt seine eigenen symphonischen Partituren freudig immer wieder neu.

Klangschwingungen dringen tief in unser Energiefeld bis auf die Zellebene ein, fördern das Erreichen eines Stillpunktes, an dem sich alte belastende Muster auflösen können.

Sie geben uns die ursprüngliche hohe Schwingung zurück. Das durch niedrige und daher negative Energien bzw. Traumata geschwächte Energieniveau hebt sich allmählich wieder an. Gleichgültig welche Ursache dafür war oder ist.

Die Seele und der physische Körper treten in positive Resonanz und werden wieder „gestimmt". So wie sie von der Zeugung an ursprünglich einmal gedacht waren.

Vermittler ist das Wasser aus dem wir Säugetiere je nach Alter zu ca. 60-80 % bestehen. Deshalb sollten wir dafür sorgen, immer genug zu trinken bzw. den uns anvertrauten Tieren immer genügend hexagonal strukturiertes Wasser zur Verfügung zu stellen, damit die Schwingungen auch gut im Körper verteilt werden (siehe auch Seite 74).

Beschwerden und Blockaden entstehen, wenn sie keine genetischen oder körperlichen Ursachen haben, auf der seelischen Ebene, lange bevor sie sich auf der körperlichen Ebene zeigen. Sie betreffen mit der Zeit meist alle Bereiche von Körper, Geist und Seele. Jeder hat da so seine Schwachstellen.

Sind wir im harmonischen Einklang mit uns selbst und unserem Umfeld, sind wir meist gesund, gut gelaunt und ausgeglichen.

Klänge fördern den von uns allen benötigten und in der Entspannung anzustrebenden Alpha-Zustand (8-12 Hz der Gehirnwellen): Der Atem wird ruhiger, der Herzschlag verlangsamt sich, der Darm, Sitz unseres Immunsystems, fängt wieder an zu arbeiten und die Durchblutung normalisiert sich.

Wenn die Entspannung noch tiefer geht, ändert sich die Gehirnfrequenz in den Thetabereich (4-8Hz). Bei dieser Gehirnaktivität schlafen wir oder sind in meditativer Hypnose.

Die Muskulatur entspannt, die Nerven senken ihren Tonus und die Aufmerksamkeit geht nach innen.

Die Energie kann wieder frei fließen und dem Körper somit das Signal zur Selbstheilung geben. Und zwar dort, wo sie gebraucht wird und unabhängig von den Symptomen.

Es geht bei der Klangtherapie mehr um die Tiefe unseres Seins, um die Wiederherstellung des verlorengegangenen Urvertrauens.

Die Wirkungen von Klängen sind wissenschaftlich untersucht und durch Studien dokumentiert.

Die Erforschung der Klänge steht gewissermaßen erst am Anfang obwohl vieles als gesichertes Wissen gelten kann. Altes Wissen ist verloren gegangen. Neues gilt es wieder zu entdecken. Die Zeit ist reif dafür. Weitere Forschungen werden mehr zutage fördern und jeder ist aufgerufen, seinen Anteil dazu beizutragen.

Dabei sollte das individuelle und einzigartige eines jeden Menschen und jeden Tieres im Mittelpunkt stehen und in die jeweilige Behandlung einzufließen, um an die Ursachen von Beschwerden wirklich heranzukommen.

Dies zu fördern und wahrzunehmen macht Sinn. Eine Standardisierung kann es dabei nicht geben.

Klänge wirken.

Es ist nur die Frage, wie wir sie einsetzen und mit ihnen umgehen.

Pferd und Klang

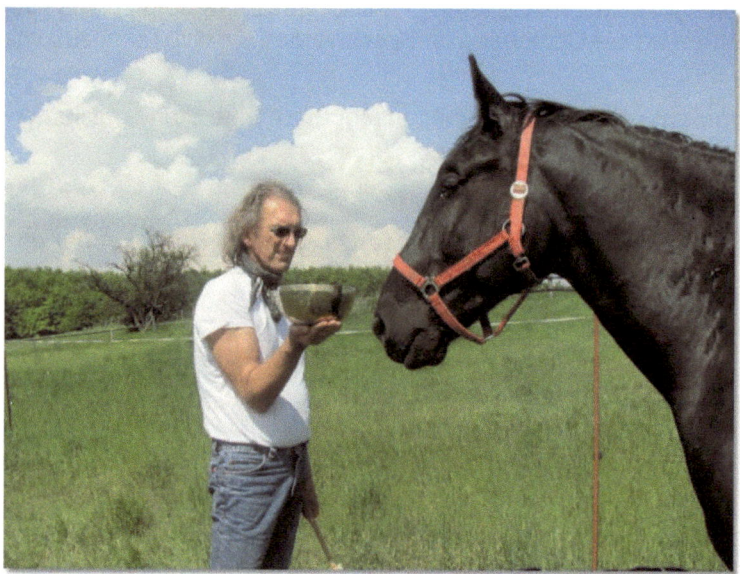

Klänge werden in der Pferde-Literatur, wenn überhaupt, dann nur gelegentlich in Zusammenhang mit anderen Schwingungstherapien (Homöopathie, Schüssler-Salze, Bachblüten, Aroma-, Farb-Therapie, Heilsteine) erwähnt, ohne sich mit ihnen auseinander zu setzen und sie näher zu betrachten.

Intuitive Klangbehandlung bei Pferden möchte ein Gleichgewicht zwischen Menschen und Tier erreichen. Impulse für achtsame und gleichberechtigte Sichtweisen im Rahmen des energetischen Herangehens sollen das harmonische mentale Wohlbefinden von Reiter/in und Pferd unterstützen. Eine ausbalancierte innere Ruhe und Gelassenheit der Reiter/in wirkt auf das Pferd positiv.

Klänge lösen die Spannungen der Polaritäten auf und ein neues Gleichgewicht, eine neue Schwingung kann entstehen.

Jeder trägt die Fähigkeit der Intuition in sich. In unserem modernen Leben, in dem alles von früher Kindheit schon auf Leistung ausgerichtet ist, haben Geist und Seele aber kaum mehr Platz. Unser mentales und kreatives „aus dem Bauchgefühl kommende" genaue „hinspüren" und Erkennen über unseren sechsten Sinn wird nicht mehr wahrgenommen und verkümmert. Der Verstand, das Logische, wahrnehmbar über unsere fünf physischen Sinne, vor allem der Sehsinn, werden überbewertet. Und so verlernt die „Kreativität der Seele" den eigenen Impulsen zu folgen.

Unser wichtigstes Organ zur Wahrnehmung des sechsten Sinnes ist die Zirbeldrüse. Mit ihr können wir Energien auf einer ganz anderen Ebene wahrnehmen. Die winzig kleine Drüse sitzt im Zentrum unseres Gehirns und ist mit dem Stirn- und Scheitelchakra verbunden (siehe Seite 51 Tabelle 2). Sie schüttet Botenstoffe aus, die den ganzen Körper steuern, unter anderem das Dimethyltryptamin (DMT). Es befähigt uns zur übersinnlichen Wahrnehmung.

Künstliche Lichtquellen, fehlendes Sonnenlicht, mangelnder Schlaf, Umweltgifte, das Fluorid in Zahnpasta, raffinierter Zucker, Strahlungsfelder unserer Strom- und Funknetze, Fernsehgeräte und Mobiltelefone sind der Funktion der Zirbeldrüse nicht zuträglich.

Intuitive Klangtherapie bei Pferden will die meist zielorientierte und in manchen Fällen auch Ich-bezogene Erwartungshaltung unserer modernen hektischen Welt reduzieren und das gemeinsame Leben „entschleunigen".

Ohne bewusste Absicht ganz im HIER und JETZT gelingt es oft besser, Aufgaben zu lösen: Geschehen lassen ist oft besser als blinder Aktionismus. Wobei eine eher spielerische Herangehensweise in neutralem achtsamen Bewusstsein sinnvoll ist.

Zusammen mit dem Pferd ist eine Einheit ohne Polaritäten möglich, wenn die eigene Energie mit der des Pferdes schwingt und fließt. Diese Wechselwirkung können Klänge auf wundervolle Weise unterstützen. Es braucht allerdings etwas Zeit und Konzentration. Es geht nicht so „nebenbei" und auch nicht „nach Rezept".

Klangtherapie ist bestens für die Kombination mit energetischen Behandlungen beispielsweise mit Reiki geeignet. Die uns allen zur Verfügung stehende „Universelle Lebens-Energie" lässt sich mit Hilfe der Klang-Schwingung einladen und so das Gleichgewicht bzw. die ursprüngliche Harmonie zurück in den Körper bringen. Dies fördert die Entspannung und reduziert Stress. Positive Schwingungen sind ein Beitrag zur Gesundheit von Menschen und Tier.

Der Unterschied zum Menschen: Das Pferd bzw. Tiere allgemein entscheiden selbst über das, was ihnen guttut. Für ein Pferd gibt es nur das Jetzt. Wenn es genug hat, zeigt es das deutlich.

Bei ernsthaften und akuten Problemen empfiehlt sich immer das vorherige Abklären durch den Tierarzt oder Heilpraktiker. Deren Erkenntnisse können dann auch in der Klang-Anwendung Berücksichtigung finden.

Die *Intuitive Klangbehandlung* dient nicht der Diagnose, kann jederzeit alleine oder auch unterstützend als Zusatzbehandlung und quasi als „Wohlfühl-Programm" oder zusammen mit anderen Verfahren gegeben werden. Sie ist nicht invasiv und hat keine Nebenwirkungen!

Jede Behandlung ist einzigartig und wird wesentlich von den Tagesstimmungen der Teilnehmer geprägt.

Ein balanciertes harmonisches Miteinander von Pferd und Mensch erfordert viel Konzentration auf das Wesentliche.

Arbeit auf dem physischen Körper ist nicht immer möglich bzw. notwendig. Je nach Situation wird die Anwendung nur im Energiefeld, in der Aura, durchgeführt. Wenn es dem Pferd aus irgendwelchen Gründen überhaupt nicht angenehm ist, macht eine Behandlung keinen Sinn und dies sollte in jedem Fall respektiert werden. Ein späterer Zeitpunkt ist dann günstiger.

Hier ist der ganzheitliche Ansatz der Klangtherapie zu sehen: Nichts geschieht getrennt voneinander, alles ist in einen größeren Zusammenhang eingebunden.

Ein bisschen „energetische Anatomie"

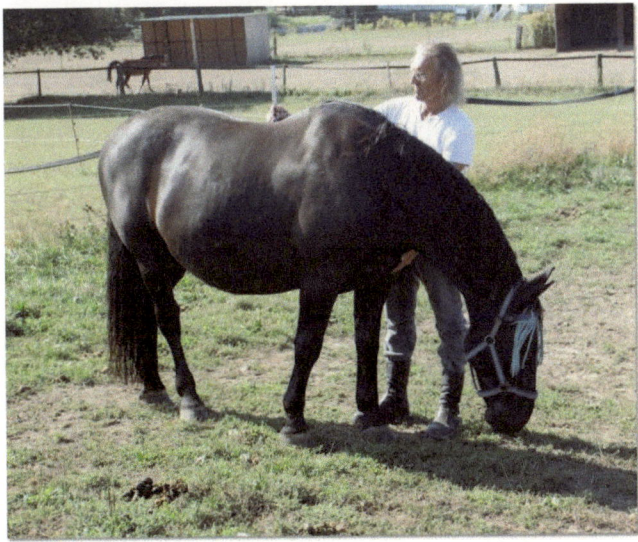

Die Chakren, Energieräder des Körpers erschließen die immer vorhandene und jedem zugängliche Lebensenergie des Universums, die sich dann im ganzen Körper über die Energieleitbahnen - unsere Meridiane - verteilt. Hier ist ein guter Ansatzpunkt für die Klang-Therapie, weil so eine Möglichkeit besteht, die in den Körper einfließende Energie anzuheben, die dann direkt über die Meridiane den Organsystemen zufließen kann. Den sieben Haupt-Chakren des Körpers werden bestimmten Frequenzen und Farben, Körperbereiche bzw. Organsysteme zugeordnet. Sie bilden den Zugang zu den Hauptdrüsen des endokrinen Systems, welches den Hormonhaushalt des Körpers reguliert.

Bei Tieren gibt es wie beim Menschen noch mehr (Neben-) Chakren. Das von Magrit Coates in den 80er Jahren entdeckte achte Chakra ist beiderseits am Pferdehals über dem Schulterblatt. Es ist der Eintrittspunkt zum zentralen Energiezentrum im Körper, durch das alle anderen Chakren erreichbar bzw. beeinflussbar sind.

Bei Nanda van Gesten-van der Schel wird dieser Punkt als Marma-Punkt beschrieben. Dieser Punkt ist beim Menschen vergleichbar mit den Schultern: Dort legen wir intuitiv unsere Hand hin, um dem vertrauten Menschen zu begrüßen oder Hilfe anzubieten. Es beruhigt und harmonisiert Mensch und Tier.

Es ist der ideale Punkt um mit einer sanften Berührung das Pferd zu begrüßen, nachdem es an unserer Hand geschnuppert hat.

Beim Menschen gibt es auch das achte Chakra. Es ist außerkörperlich und an keinen Ort gebunden. Es spiegelt unser Wesen.

Akupunktur-Punkte spielen ebenso eine Rolle wie die Meridiane. Auf einigen wenigen Punkten angewandt, kann das schon genügen, um dem Pferd zu helfen, seinen Energiefluss zu harmonisieren und somit seine Selbstheilungskräfte zu mobilisieren.

Der Unterschied zu einer normalen Massage ist der, dass nicht manuell massiert wird, sondern die Schwingung bzw. die Vibration der Klangschalen oder Stimmgabeln zur allgemeinen Lösung von Blockaden körperlicher und auch mentaler sowie emotionaler Art zum Einsatz kommen.

Eine gute Orientierungshilfe bei der Verwendung der Klangschalen und Stimmgabeln an Pferden ist der Verlauf des Blasenmeridians. Dieser befindet sich jeweils etwa eine Hand breit beiderseits der Wirbelsäule.

Hier liegen auch die langen Rückenmuskeln. Verspannungen in diesem Bereich lassen sich gut erspüren.

Alle für die inneren Organe wichtigen Zustimmungspunkte bzw. Testpunkte liegen in den Rippenzwischenräumen parallel zur Wirbelsäule. Natürlich kann auch seitlich auf dem Körper „beklangt" werden, wenn es sich ergibt.

Bei der Verwendung von Stimmgabeln brauchst du nur eine Hand zum Festhalten. Stimmgabeln haben den Vorzug, dass die Hand, die keine Stimmgabel hält – meist die Linke - als empfangender Pol auf dem Körper des Pferdes bleiben kann. So kannst du feststellen, wie weit die Schwingung im Körper läuft, wie durchlässig das Pferd ist.

Dann ist die gebende Hand - meist die Rechte - die mit der Stimmgabel. Ob rechts oder links, das kann bei jedem Menschen anders sein. Eine beidhändige Arbeitsweise ist von Vorteil.

Auf der oberen Körper-Mittellinie im Bereich der Wirbelsäule liegt der Meridian das „Lenkergefäß". Auf diesem bei Säugetieren nur einmal vorhandenen Meridian sind viele Akupressur-Punkte. Auch der Bai Hui-Punkt, der Akupunktur-Punkt der „100 Verbindungen" (LG 3). Hier treffen sich alle Leiterbahnen.

Eine Behandlung dieses Punktes hat Einfluss auf die Beweglichkeit des Pferdes und ist ein guter Anfangspunkt bei jeder Behandlung. Die Fließrichtung der Energie ist dabei von vorne nach hinten.

Der Pferderücken ist wie beim Menschen eine der wichtigsten Strukturen im Körper und reagiert empfindlich auf negative Spannungen. Hier fließt eine bedeutsame Flüssigkeit des Körpers: Die Gehirn-Rückenmarks-Flüssigkeit oder Liquor genannt: Das cranio-sacrale System mit seinem rhythmisch pulsierenden Membran-Beuteln innerhalb der Dura mater (Bindegewebsschichten, die innerhalb des Schädels das Gehirn umgeben) verbindet den Schädel über den Spinalkanal mit dem Steißbein.

Es beeinflusst den Atemrhythmus und viele Stoffwechselvorgänge auf der Zellebene. Der Liquor enthält neben Nährstoffen viele energetische Informationen und ist zugleich Schutz für das zentrale Nervensystem.

Beiderseits der Wirbelsäule verlaufen die Grenzstränge mit den Ganglienketten (Zellknoten). Ist ein Pferd häufig angespannt, kann sich der Sehnenkontroll-Reflex nicht mehr lösen. Der Körper bleibt besonders auf der Rückseite dauerhaft angespannt bzw. verspannt.

Wir wollen mit den Klängen hauptsächlich das parasympathische System des Nervus Vagus erreichen. Es ist für die Regeneration des Körpers zuständig und verläuft vom Hirnstamm zum Kreuzbein.

Durch die Schwingungen der Klänge wird dieses System aktiviert und ausbalanciert. Nach dem Erreichen des Still- oder Ruhepunktes in der Entspannungsphase kann sich das vegetative Nerven-System (Sympathikus und Parasympathikus) wieder neu und harmonisch aufeinander einschwingen.

Auf allen anderen hier nicht näher beschriebenen Meridianen liegen viele Punkte, die untereinander verbunden sind und über die der ganze Körper mit den Organen und Funktionen positiv beeinflussbar sind. Darauf näher einzugehen, würde den Rahmen dieses Textes sprengen.

Es gibt hierzu sehr zu empfehlende Meridiantafeln, z.B. von Lisbeth Traffelet (s. Literaturverzeichnis).

Wer sich über Chakren (Energie-Zentren des Körpers), Meridiane (Energieleitbahnen im Körper), Ting-Punkte (Meridian End-und Anfangspunkte an den Hufen), sowie Pferdemassage, Tellington-Touch u.a. als auch Akupressur bzw. Stresspunktmassage detailliert informieren möchte, dem seien die umfangreichen Veröffentlichungen anderer Autoren oder entsprechende Fortbildungsmöglichkeiten empfohlen.

Ähnlich wie bei den Meridianen lässt sich auch über die Ting-Punkte über dem Kronenrand in der Rinne des Hufes der ganze Körper mit allen Strukturen erreichen, um die Energien zu harmonisieren. Dies geschieht meist schon durch die sanfte Berührung von Hand oder mit der Stimmgabel.

Klänge wirken wie ein Wassertropfen im See: Sie verbreiten sich im ganzen Körper. Die hohen positiven Schwingungen dringen tief in die Gewebestrukturen und auch bis in die Zellen ein, wenn ausreichend reines unbelastetes Wasser zur Verfügung steht.

Da Pferde nicht nur mit den Ohren hören, sondern Klänge mit dem ganzen Körper wahrnehmen, reagieren sie sehr sensibel. Schwingungen auf dem Erdboden, Schritte von Personen oder Herdenmitgliedern werden über die Hufe/Fuß Chakren aufgenommen und vom Gehirn interpretiert. Für ein Fluchttier ein überlebenswichtiger Schutzmechanismus bei Gefahren.

Infraschall und Schwingungen unterhalb des normalen Hörbereiches, werden von Pferden bis ca. 8 Hz wahrgenommen. Zum Vergleich: Der Mensch spürt diesen Infraschall erst ab ca. 18-20 Hz.

Beim Menschen ist in der Regel mit 20.000 Hz die Hörgrenze im Hochtonbereich beendet, beim Pferd erst bei 38.000 Hz.

Pferde nehmen Klänge sehr deutlich über die Ohren, die Hufe und die Haut wahr. Dies wurde mir sehr eindrucksvoll von einem Pferd gezeigt, als ich mit der schwingenden und kaum zu hörenden 32 Hz-Gabel in etwa 10 cm Abstand vom Fell über die Seite strich.

Das Pferd reagierte mit einer „Hautwelle", die mit der Bewegung der Stimmgabel zu sehen war, als wäre das Fell mit unsichtbaren Fäden an der Stimmgabel befestigt.

Das Auflegen der Klangschalen oder das Aufsetzen der Stimmgabeln auf die Chakren oder einen Akupunktur-Punkt regen dessen Eigen-Schwingung an. Sie werden so eingeladen höher zu schwingen. So können sich energetische Blockaden im ganzen Körper lösen.

Haben Chakren zu viel Energie, können die Schwingungen der Klangschalen bzw. Stimmgabeln die überschüssige Energie überall in den Körper weitertragen. Dorthin wo sie gerade gebraucht werden oder ein Mangel herrscht.

Der Körper wird so in sein Gleichgewicht gebracht und harmonisiert. Ein Zuviel an Behandlung kann es somit nicht geben. Das Pferd zeigt deutlich, wann es genug ist und geht weg.

Pferde zeigen genau, wo sie gerne behandelt werden wollen und „parken" regelrecht so ein, dass der gewünschte Bereich unübersehbar vor dem Behandler liegt.

Bei einer Behandlung sollte all dieses Wissen eher in den Hintergrund treten. Im Vertrauen darauf, dass alles richtig ist, was geschieht, solltest du dich leiten lassen. Dabei ist es nicht immer möglich oder erforderlich viele Punkte zu behandeln.

Die Schwingungen finden selbst die Bereiche, wo sie gebraucht werden, um die Selbstheilungsprozesse anzuregen.

Die Lage der Chakren

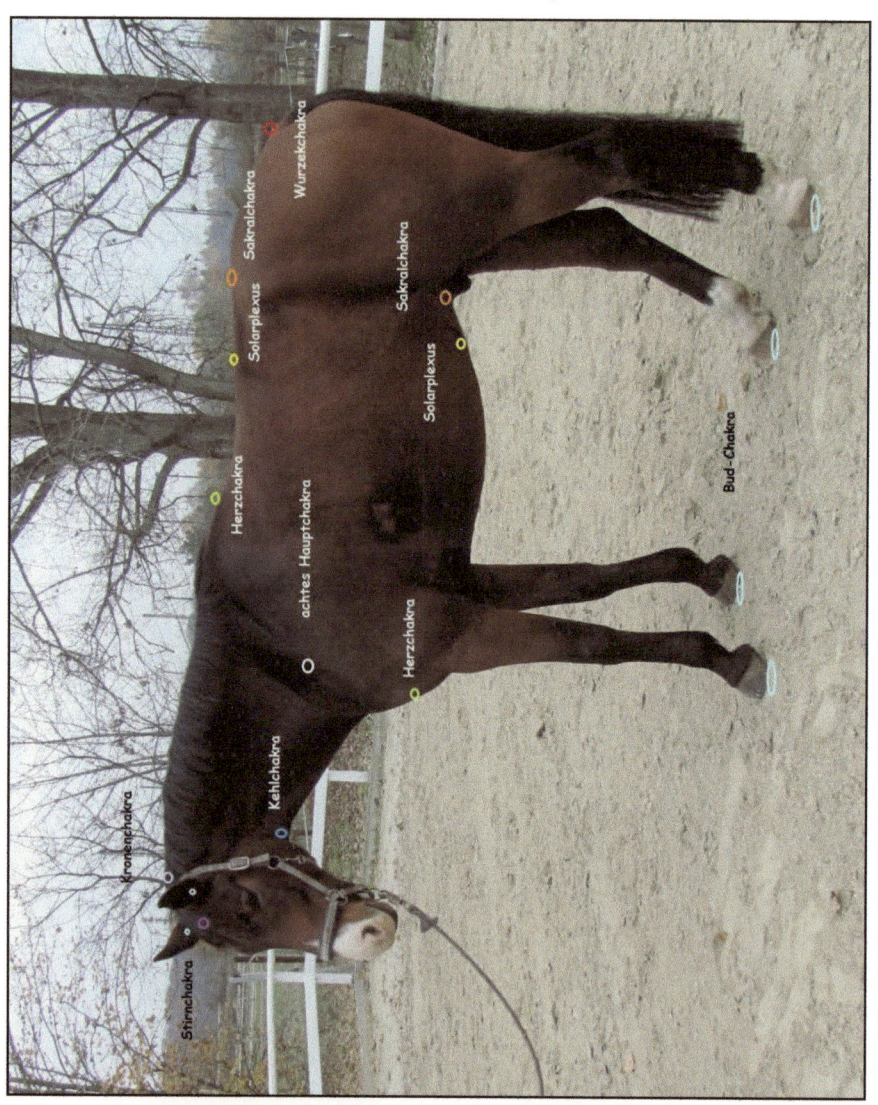

Stirnchakra
Kronenchakra
Kehlchakra
Herzchakra
achtes Hauptchakra
Herzchakra
Solarplexus
Sakralchakra
Solarplexus
Sakralchakra
Wurzekchakra
Bud-Chakra

Die Aura von Pferden

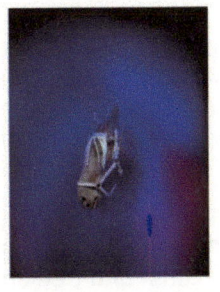 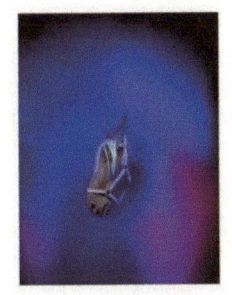 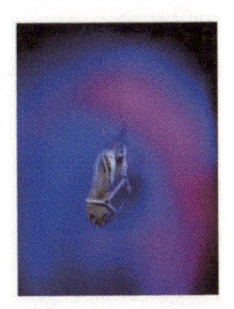

Beginn   *Klangbehandlung*   *Ende*

Die hier gezeigten Aura-Aufnahmen von Carino wurden am 25. September 2016 in meinem Auftrag von der Aura-Photographin Ursula Muhn gemacht und schon in der Fassung des Buches 2017 veröffentlicht. Die Bilder verdeutlichen auf eindrucksvolle Weise, wie hoch das Energie-Niveau von Pferden im Allgemeinen ist.

Die erste Aufnahme links zeigt Carino kurz vor der Klangbehandlung. Das zweite Bild in der Mitte ist kurz nach dem Auflegen der Klangschale auf dem Bai Hui-Punkt bzw. dem Sakral-Chakra entstanden. Dazu wurde die Planeten-Schale Pluto angeschlegelt. Das dritte Bild rechts entstand direkt nach dem Anschwingen mit der 128 Hz-Gabel und Bergkristall-Aufsatz.

Die Bilder sind auch ganzseitig im großen Format noch einmal auf den Seiten 22-24 zu sehen.

Doch lassen wir zunächst Ursula Muhn zu Wort kommen.

Sie ist nicht nur eine exzellente Photographin, sondern auch eine Meisterin der Interpretation von Aura-Bildern:

„Die Magenta-Schwingung ist [während der Klang-Behandlung] deutlich mehr geworden. Es ist bedingungslose Liebe, Heilung mit Liebe.

Der Rotanteil in der Magenta/violetten Schwingung zeigt die Verbindung zu Mutter Erde und zur Realität des Alltags. Der Blauanteil in der Magenta/violetten Schwingung ist die Stille Kommunikation mit der inneren Göttlichkeit. Sie ist Frieden und Schutz im Erdenleben.

Die *Intuitive Klang-Behandlung* zeigt deutlich eine Anreicherung von Licht und Kraft im Energiebereich und stärkende Aktivierung des 3. Auges, der Kommunikation mit der Herzens- und Seelenebene.

Die Magenta-Schwingung verbindet kosmische Energie mit dem Leben in der materiellen Welt. Der violette Anteil in dieser Schwingung ermöglicht das Sehen über das 3. Auge und gewährt Einsicht in den Plan der Seele, den es zu leben gilt."

Als ich diese beeindruckenden Bilder zum ersten Mal sah, fragte ich mich, wieso und warum sich diese so hochschwingenden energetischen Wesen überhaupt auf uns Menschen einlassen? Was ist ihre Aufgabe mit uns? Warum haben einige von ihnen ihr freies Leben aufgeben und ertragen den oftmals wenig einfühlsamen Umgang durch uns Menschen?

Kann ich überhaupt im üblichen Sinne Pferde mit Klängen behandeln? Etwa mit Methoden und Vorgehensweisen, die sich beim Menschen bewährt haben? Die Bilder legen nahe, dass beim Pferd sicherlich andere Maßstäbe gelten, als beim Menschen. Sie schwingen höher, sind sensitiver.

Dennoch haben Klänge zweifelsfrei einen positiven Einfluss, wie die Bilder anschaulich zeigen.

Pferde wollen, dass wir uns selbst annehmen und unserem Selbst und allem, was ist, vertrauen. Nur wenn unser Herz offen ist, können wir in uns authentisch sein und tiefes Vertrauen entwickeln. Pferde spiegeln uns in unserem Verhalten und erkennen klar unser Wesen. Mit ihrer Sensibilität blicken sie direkt in unsere Seele und durchschauen unsere Masken.

Dies ist ein Geschenk für uns Menschen, welches wir annehmen sollten.

Geben wir den Pferden im gemeinsam erlebten Klang etwas zurück. Zeigen wir ihnen, dass wir sie als eigenständige fühlende Wesen wahrnehmen und respektieren.

Aura-Bilder

Aura vor der Klangbehandlung

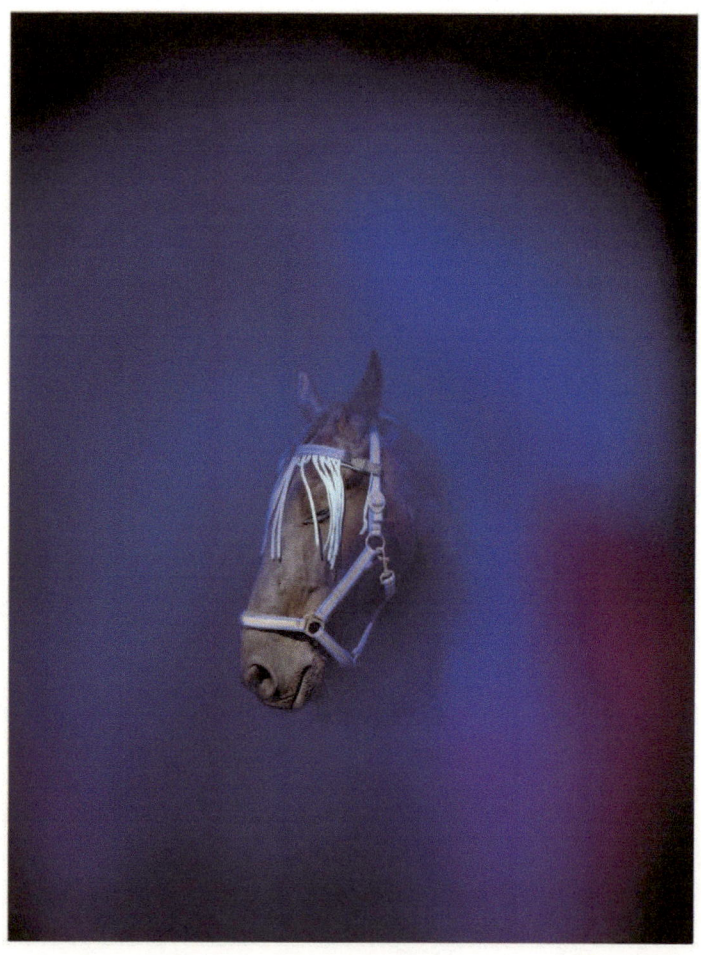

Aura während der Klangschalen-Behandlung

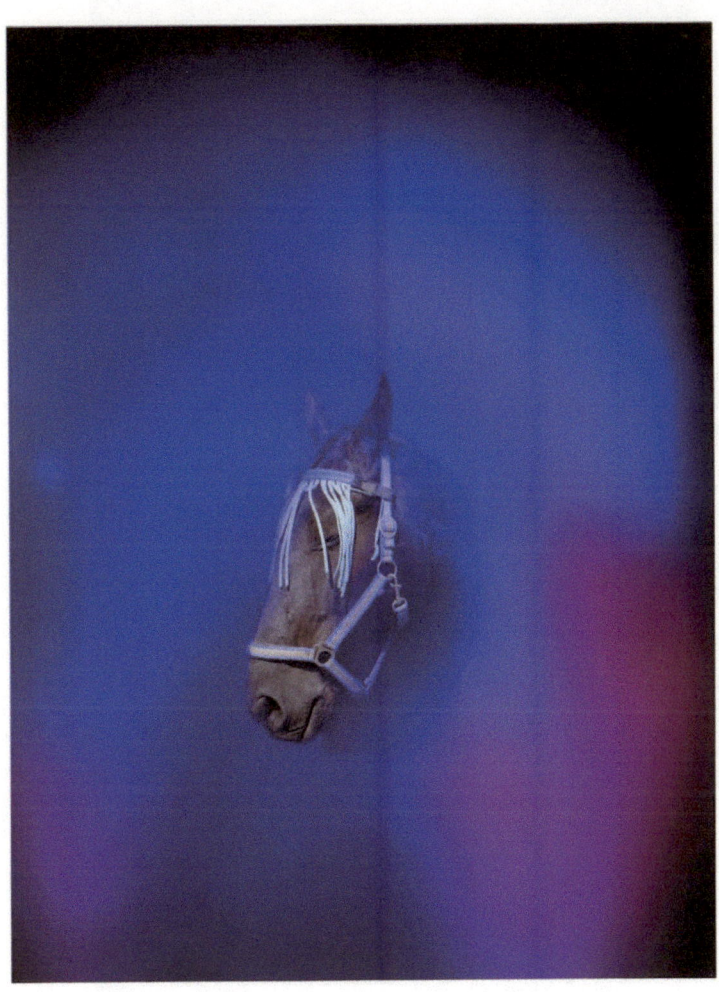

Aura nach Abschluss

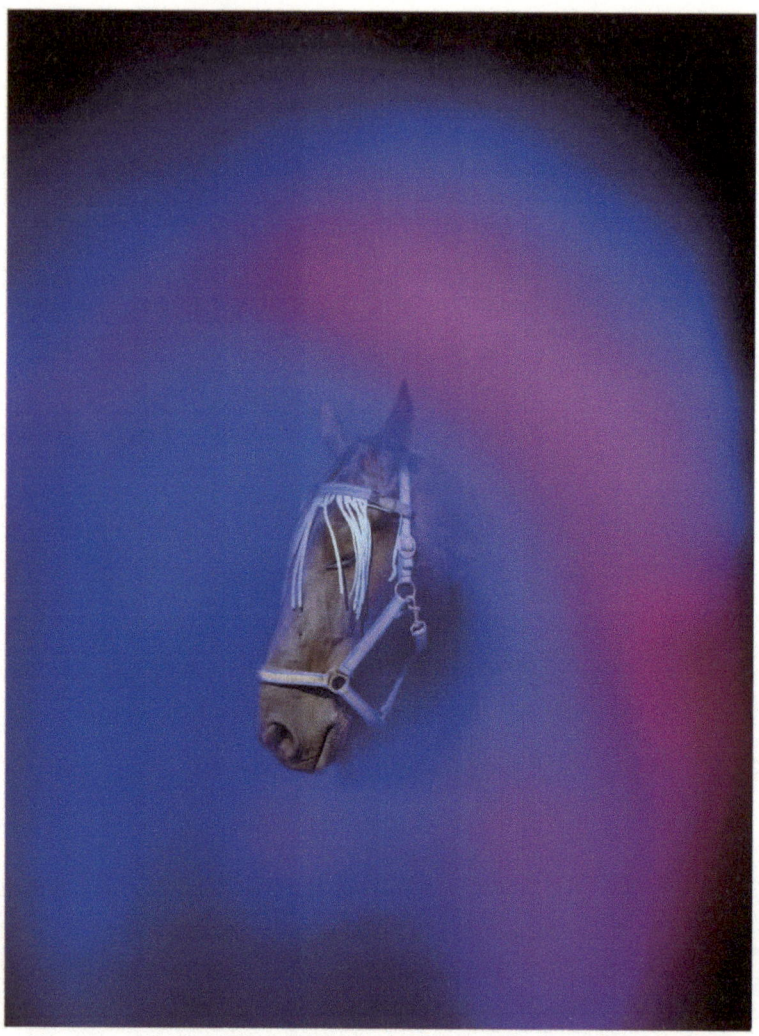

Ein gemeinsamer Weg

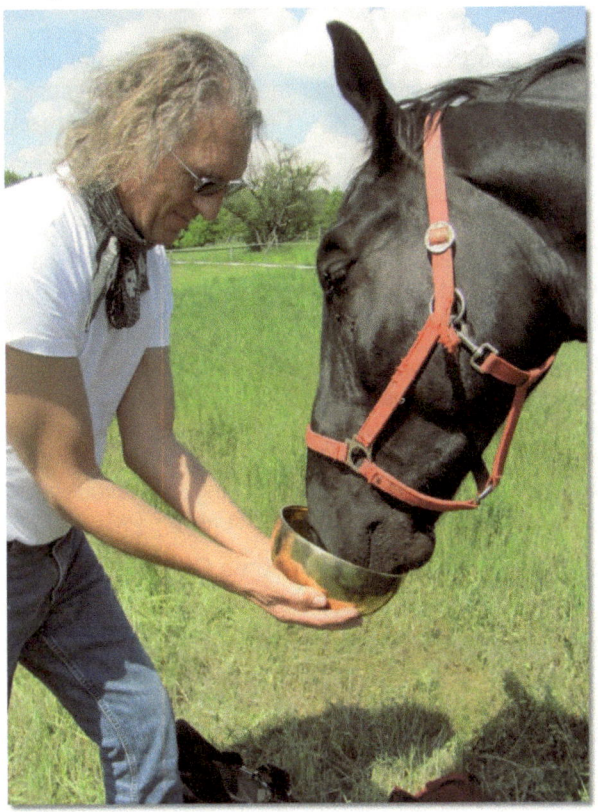

Pferd und Halter/in haben meist eine sehr enge energetische Beziehung. Das Pferd kann die Probleme der Halter/in oder der Bezugsperson spiegeln. Ist der Mensch durch einen langen Arbeitstag angespannt, leidet an chronischen Schmerzen, liegt es nahe, dass das Pferd bald die Anspannung bzw. die körperlichen Symptome übernimmt, versucht sie auszugleichen und sich nicht so verhält wie erwartet. So kann ein sich selbst verstärkender Teufelskreis entstehen, wenn das Pferd nicht richtig verstanden wird.

Klangtherapie als eine der Schwingungstherapien kann gleichzeitig auf Pferd und Reiter/in im positivem Sinne Einfluss nehmen, auf Geist und

Seele einwirken und so eine Lösungsmöglichkeit für alle Beteiligten an-bieten.

Die Halter/in als Vertraute des Pferdes ist idealerweise immer bei einer Klangbehandlung mit dabei. Die positiven und meist hochenergetischen Schwingungen können gemeinsam mit dem Pferd genossen werden. Beide können so die Anzeichen der Entspannung unmittelbar miterle-ben.

Regelmäßige Konzentration auf eine entspannte innere Haltung, auf das Wesentliche, etwa durch eine kleine klanggeführte Visualisierung bzw. Meditation vor der Begegnung mit dem Pferd, gibt auch der Halter/in die Möglichkeit rasch und effektiv zur Ruhe zu kommen.

Je öfter solche mentalen Entspannungsübungen oder Meditationen ge-macht werden, umso besser gelingt es und lässt sich wunderbar in den Alltag integrieren. Dabei ist es nicht notwendig das „Problem" genau zu kennen. Die anfängliche Berührung, das Streichen über den Körper, kann schon dabei helfen, einige Energie bzw. Schwingungs-Blockaden mit schwachen Energien zu lösen und zu transformieren.

Ein Vorschlag für eine Klang-Meditation zum inneren Gleichgewicht fin-dest du ab Seite 45.

Ganz entscheidend ist immer die Absicht, die innere Einstellung, die vom Behandler ausgeht: Sich auf das Wesentliche zu konzent-rieren und die eigenen Belange zurückzustellen. Die achtsame Kon-zentration in Liebe und Dankbarkeit auf das, was das Pferd wirklich braucht. Also weg vom Problem bzw. vom Symptom, hin zur Lö-sung, zur Ursache in dem Vertrauen darauf genau das Richtige zu tun.

Klangschalen

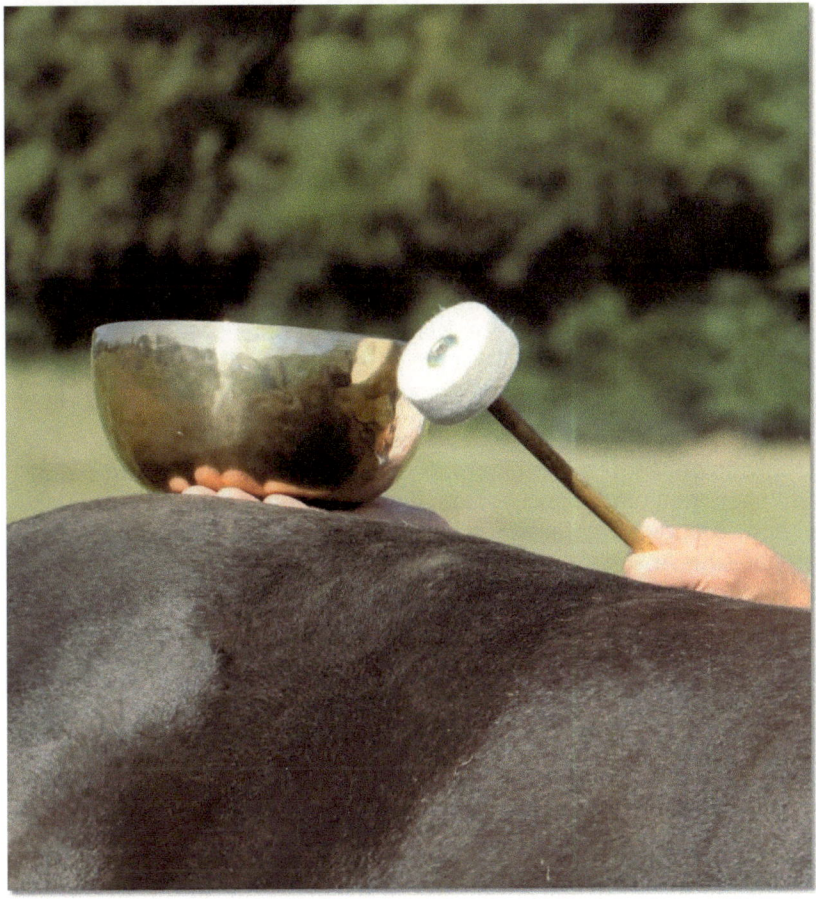

Wer sich für die Arbeit mit Klangschalen interessiert, sollte den Umgang mit ihnen selbst erlernen oder die für sich persönlich stimmigen Angebote auf dem Ausbildungs-Markt nutzen.

Vertraue auf dein Gefühl.

Hier das wesentliche für den Einsatz am Pferd: Es gibt Klangschalen in den unterschiedlichen Größen und Klangfarben. Spezielle Planeten-Klangschalen, die den Chakren zugeordnet werden können, aber nicht zwingend müssen, sind ebenfalls erhältlich. Der Behandler sollte den Ton, die Klangfarbe seiner Schalen, persönlich ausgewählt haben und selbst entscheiden, welche sich für ihn gut anfühlen.

Die Schwingung der Schalen sollte zu den eigenen Schwingungen passen. Vertraue dir selbst und nicht dem Urteil Anderer.

Klangschalen decken je nach ihrer Größe ein breites und Oberton-betontes Frequenz-Spektrum im Bereich von ca. 100 – 3.000 Hz oder höher ab. Die Schwingungen dringen tief in das Bindegewebe und die Faszien ein. Die tieferen Klänge haben allgemein mehr eine entspannende und erdende Funktion. Höhere Klänge sind eher anregend und ganz hohe wirken mehr über die Psyche. Aber das kann auch ganz anders sein und muss für eine andere Person so nicht stimmen. Hier möge jeder selbst das Passende herausfinden.

Klangschalen werden mit einem in der Größe passenden Filz-Klöppel sanft aber bestimmt angeschlegelt. Es gibt härtere oder weichere Schlegel bzw. Klöppel in unterschiedlichen Größen. Holzklöppel ergeben einen härteren Anschlag und bringen höhere bzw. hellere Töne zum Vorschein.

Die Holzklöppel sind für unsere Absichten ungeeignet. Ihr Anschlag kann sehr scharfe Klänge hervorrufen. Hier entscheidet jeder selbst, was ihm persönlich oder dem Pferd in diesem Moment zusagt. Zu verschieden sind die Möglichkeiten.

Wenn der Ton fast verklungen ist, wird nach einer individuellen Pause erneut behutsam und sanft angeschlegelt. Es sollte eine Klangwelle entstehen, bei dem der Ton nie so ganz versiegt.

Die ausgewählte Schale wird unter Umständen längere Zeit auf der Hand gehalten und sollte vom Gewicht her gut ausgesucht sein. Das ist für eine intensive und lange Klangbehandlung von Vorteil. Die Schalen können auf der Hand mit der Zeit sehr schwer werden. Besonders dann, wenn lange in der Aura des Pferdes gearbeitet wird.

In der Regel kommen deshalb Klangschalen mit ca. 1000-1600 g zum Einsatz.

Plätze mit weichem Untergrund (Stroh, Wiese oder Sand) sind eine gute Wahl. Dann ist die Schale nicht gleich beschädigt, wenn sie mal vom Pferd rutschen sollte. Das kann sehr schnell und unverhofft geschehen.

Die Klangschale sollte mit einer Hand gehalten werden oder eine kleine Decke auf dem Pferderücken sorgt für mehr Halt. Steht die Schale frei auf dem Rücken und das Pferd bewegt sich, rutscht sie seitlich ab.

Jede Klangbehandlung ist anders und so einzigartig wie der Behandler, die Halter/in und das Tier in diesem Moment. In der Realität verläuft die Behandlung meist ganz anders, als gedacht. Also besser erst gar nichts planen und nur die Absicht haben zu helfen. Wenn das Pferd keine Behandlung möchte, ist es besser dies zu respektieren und erst gar nicht zu beginnen.

Die Feinheiten teilen sich erst bei der praktischen Arbeit in jeder einzelnen Behandlung mit. Mit der Zeit wächst die Erfahrung und es sind ganz eigene Wege möglich.

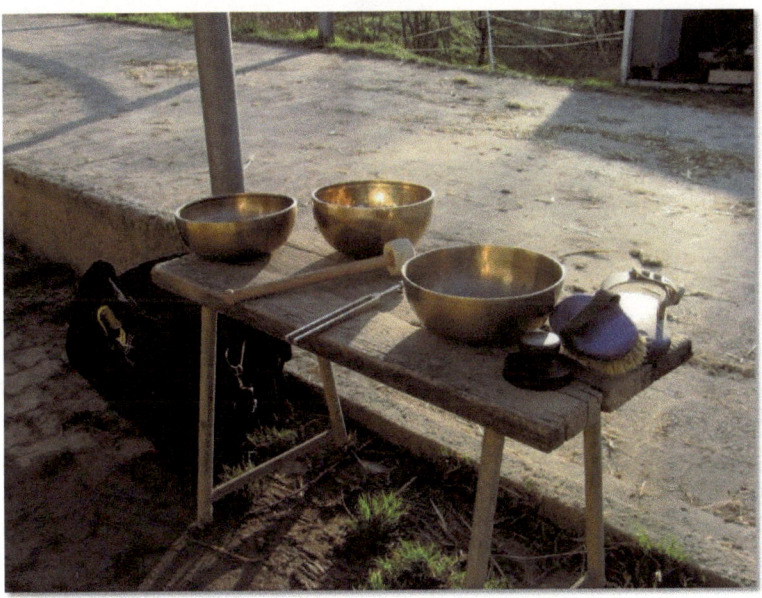

Eigene Wege zu gehen, ist schwer zu beschreiben, denn sie entstehen ja erst beim Gehen" (H.R. Kunze; Song: Meine eigenen Wege)

Stimmgabeln Phonophorese Tonpunktur

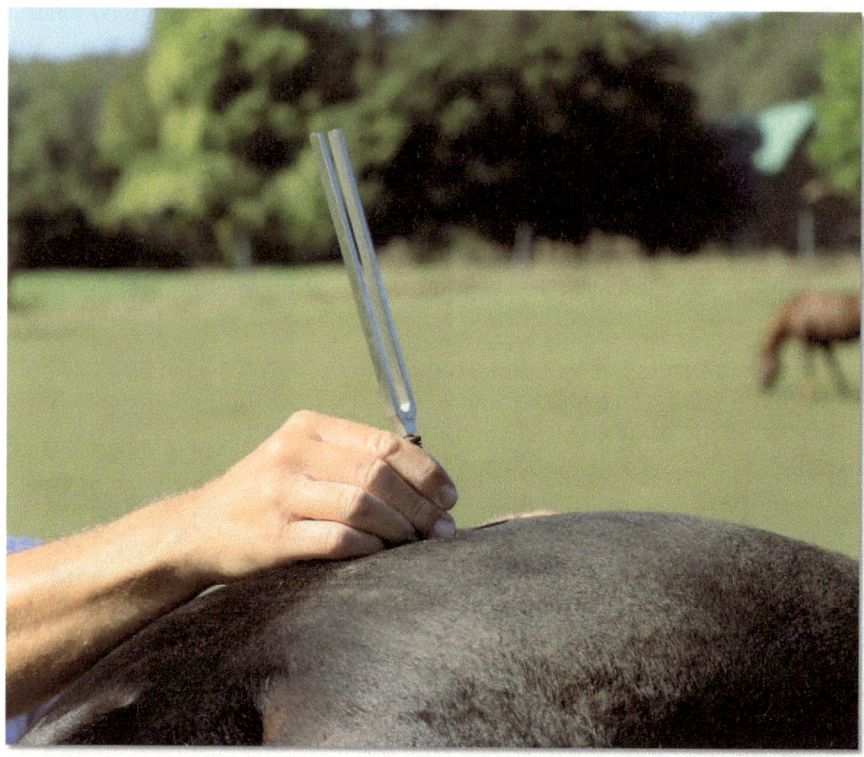

Wer sich für die Arbeit mit Stimmgabeln interessiert, kann den Umgang mit ihnen selbst erlernen oder geeignete Angebote auf dem Klang-Markt nutzen.

Aus dem mittlerweile sehr großen Angebot an Stimmgabeln kann jeder selbst auswählen. Wenn du mit ihnen arbeiten willst, werden die passenden stimmigen Gabeln zu dir kommen. Es gibt unzählige Möglichkeiten.

Entscheidend ist immer die *Absicht*, mit der die Klangbehandlung erfolgt.

Bei allen Behandlungen ist die Intuition gefragt. Sich leiten lassen geht besser, wenn man nicht dauernd „im Kopf" ist.

Vertraue auf dein Bauchgefühl.

Was nutzt es, dauernd zu überlegen, welche Schale oder Stimmgabel jetzt wo platziert werden soll und ich dann durcheinanderkomme?

Das Pferd wird dies wahrnehmen und entsprechend reagieren: Bleibe mit achtsamen Sinnen im Fluss, um bei tiefer Atmung auf das momentane Geschehen zu reagieren. Im Zweifelsfall sollten einfache Behandlungen bevorzugt werden. Das gilt übrigens für die Klangschalen genauso.

Die von mir verwendeten Planeten-Stimmgabeln aus Aluminium haben eine für mich angenehme Körperlichkeit. Sie sind für mich beim praktischen Einsatz im Freien (Umgebungsgeräusche, hohe Temperatur) noch gut zu hören bzw. zu spüren. Bei höheren feinstofflicheren Frequenzen sowie bei einer höheren Oktavierung ab 256 Hz kann es unter Freilandbedingungen mit dem wahrnehmen der Schwingung schwierig werden.

Mit einem Korkgriff versehene Aluminium-Gabeln liegen gut in der Hand. Die Aluminium-Gabeln vibrieren länger, als die feineren Stahlstimmgabeln. Dennoch: Jede Stimmgabel hat, wie Klangschalen auch, eine Schwingungs-Information, die an den physischen Körper weitergeleitet wird, auch wenn sie längst nicht mehr zu hören ist.

Die Stimmgabeln werden ohne Hilfsmittel direkt am gebeugten Knie angeschlagen und zum Schwingen gebracht. Das Aufsetzen auf den Körper erfolgt meist in Längsrichtung zum Körper (Fließrichtung der Meridiane und Schwingungsrichtung der Zinken beachten). An Kreuzungspunkten von Meridianen kann es Ausnahmen geben, um die Energie mehr dorthin zu lenken.

Besonders hervorheben möchte ich die Verwendung der Gabel mit 128 Hz - das C auf 423 Hz-Basis) * der pythagoreischen Skala (s. S. 35).

Die 128 Hz-Gabel ist hervorragend für alle Chakren und Meridiane im gesamten Körperbereich einsetzbar. Für sie ist belegt, dass sie die Stickstoffmonoxid-Freisetzung im Körper anregt.

Dies hat biochemische Auswirkungen u.a. auf Nervenzellen und das Immunsystem von Mensch und Tier.

Ist durch großen Stress die körpereigene Produktion des Stickstoffmonoxid (NO) behindert, kann diese Gabel die Produktion anregen und so das vegetative Nervensystem ins Gleichgewicht bringen, quasi wieder „optimal stimmen". Die Klangwellen wirken auf das Nervengeflecht, die Nervenknoten (Ganglien), das Bindegewebe, die Muskeln und bis tief in die Zellen (s.a. John Beaulieu „Klangheilung mit Stimmgabeln", 2009).

Rudolf Steiner erkannte schon früh die Wirksamkeit von 128 Hz-Frequenz. Heute wissen wir, dass unser Gleichgewichtssinn im Ohr mit dieser Frequenz schwingt, sie also einen unmittelbaren Einfluss auf unsere Sinneswahrnehmung hat.

Die 128 HZ-Gabel kann Spannungszustände lösen. Ihr ist die Farbe Grün zugeordnet, die Heilschwingung des Herzens.

Meist wird bei Stimmgabeln mit der Oktavierung gearbeitet. 128 Hz sind eine Oktavierung von 256 Hz nach unten, genauso wie 8 Hz (1, 2, 4, 8, 16, 32, 64, 128, 256). Die Frequenz von 8 Hz deckt sich in etwa mit einer der Schumannresonanzen mit 7,83 Hz) ** (s. S. 35) und kommt damit der Erdfrequenz mit 7,8 Hz sehr nahe. Es ist zudem die fünffache Oktavierung der Alpha-Wellen und somit der Bereich, in dem unser Gehirn zwischen Wachen und Schlafen ist und auch die Resonanzfrequenz unserer Mutter Erde – GAIA.

Mensch und Tier als Kinder der Erde haben schon immer eine grundlegende Verbindung zu der Schumann-Frequenz - zum universellen Urvertrauen/Urton. Ohne diesen Ton fühlen wir uns verlassen und desorientiert. Das zeigen auch Erfahrungen von Astronauten, die ohne Verbindung zu dieser Schwingung im All unterwegs waren.

Die beiden 64 Hz- und 32 Hz Gabeln komplettieren zusammen mit der 128 Hz-Gabel das „Trio der Oktaven". Auf die Knochenstrukturen aufgelegt bringen sie diese zum Vibrieren und schicken den Impuls weiter an die Nerven, Nervenbündel, Bänder, Sehnen und das Faszien-Gewebe.

Die 32 Hz-Gabel arbeitet an der Grenze zum hörbaren Bereich: Der Lymphfluss und die peripheren Nerven können in Richtung Gleichgewicht eingeladen werden. Die Beweglichkeit der Schädelnähte wird angeregt.

Die Stimmgabeln können osteophonisch, also unter Ausnutzung der Leitwirkung der Knochenstrukturen, sowie auch über das Gewebe bzw. die Muskeln und auf Akupunktur-Trigger- oder Stresspunkte aufgesetzt werden.

Es ist nicht notwendig diese Stimmgabeln auf einen genauen Punkt zu platzieren. Die Harmonisierung des vegetativen Nervensystems geschieht unabhängig davon.

Ist das Auflegen der Stimmgabel aus verschiedenen Gründen nicht möglich, wird in der Aura bzw. knapp über der Haut gearbeitet.

Vorsicht: Bei akuten Knochenbrüchen keine Stimmgabeln aufsetzen!

Nicht direkt auf frische Wunden legen!

Die Stimmgabeln sollten zur besseren Handhabung auf dem Fell und zur Wirkungsverstärkung mit Heil-oder Edelsteinen ausgestattet sein. So lassen sie sich sehr gut flächig oder streichend bewegen.

Wird die Stimmgabel zum Schwingen gebracht, schwingt der Edelstein in der ihm entsprechenden Frequenz mit. Die Eigenschwingung des jeweiligen Steines gelangt mit der Schwingungsfrequenz der Stimmgabel direkt in den Körper.

Beispielsweise ist Bergkristall ein universeller Schwingungs-Verstärker der jeweiligen Stimmgabel und dient der Klarheit sowie der Linderung von Schmerzen.

Mehr Informationen zu den Planeten-Stimmgabeln und den Edelsteinen gibt es in der Tabelle 1 auf Seite 49.

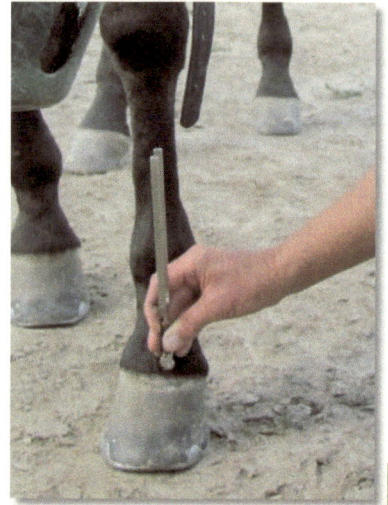

Harmonisierung von Ting-Punkten in der Rinne des Kronen-Randes: Hier treten die Meridiane aus dem Inneren des Körpers an die Oberfläche. Es sind die Anfangs- und Endpunkte der Meridiane Herz, Dünndarm, Perikard, Dreifacher Erwärmer, Lunge und Dickdarm (Vorderbeine) sowie Niere, Blase, Leber, Milz, Galle und Magen (Hinterbeine)

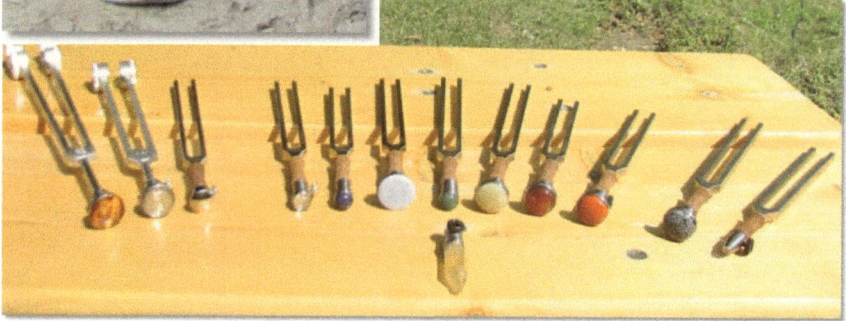

Links: Trio der Oktaven mit Bernstein und Bergkristall; Mitte und rechts: Chakra-Set mit Pluto und Wasserstoffgamma (Schmerzgabel); Vorne: Spezialaufsatz mit Tangerine-Quarz für das Sakral-Chakra

) * 423 Hz-Basis: Musik auf 423-Hz Basis wirkt sanfter, wärmer, beruhigender und harmonischer. Die Sumerer, Ägypter und Griechen hatten ihre Instrumente auf 432 Hz gestimmt, bis die Römer das dann verboten haben.

Das „OM", ist die Urschwingung, der immerwährende Ton, wie die Inder sagen. Dieses Cis bei 136,1 Hz entspricht in Indien dem natürlichen Kammerton, auf den die Grundstimmung der Sitar und das heilige OM intoniert wird. Folgt man nun diesem Grundton in seiner natürlichen Tonfolge nach oben, gelangt man zum A1= 432,1 Hz. Das Sonar der Delphine schwingt ebenso genau in dieser Frequenz und auch manche Lieder von Musikern wie beispielsweise Verdi, Whitney Houston, Adele und John Lennon. Dieses Cis ist also der Ton unserer Erde.

Die Quersumme von 423 Hz ist 9 nach der pythagoreischen Reduktionsmethode. Dies bedeutet Vollendung und das Göttliche.

Die Quersumme von 440 Hz = 8. Das ist das Erdende.

) ** Die Schumann-Frequenzen sind die Eigenfrequenzen der Erde und schwingen sehr niedrig in einen Bereich von 3 Hz bis 60 Hz. Sie liegen teilweise im nicht hörbaren Bereich (Infraschall).

Es sind gleichzeitig die Resonanzfrequenzen des Gehirns und des Liquors von den meisten Säugetieren, die insgesamt das Gehirn positiv beeinflussen. Je nach Jahreszeit unterliegen die Frequenzen täglich Schwankungen. Da das Erdmagnetfeld kleiner wird, stiegen diese Frequenzen seit der Entdeckung in den1950er Jahren stetig an. Dies führt zu einer Beeinflussung unseres Bewusstseins. Alle Funk- und Stromnetze erschweren mittlerweile zunehmend den natürlichen Zugang zum Magnetfeld der Erde.

Besonders Menschen, die in Ballungsräumen leben, sind davon betroffen, genauso wie die Wildtiere. Es gibt kaum noch erholsame „Funklöcher". Das hat Auswirkungen auf das mentale Wohlbefinden, unser Verhalten und unsere Gesundheit insgesamt.

Gongs

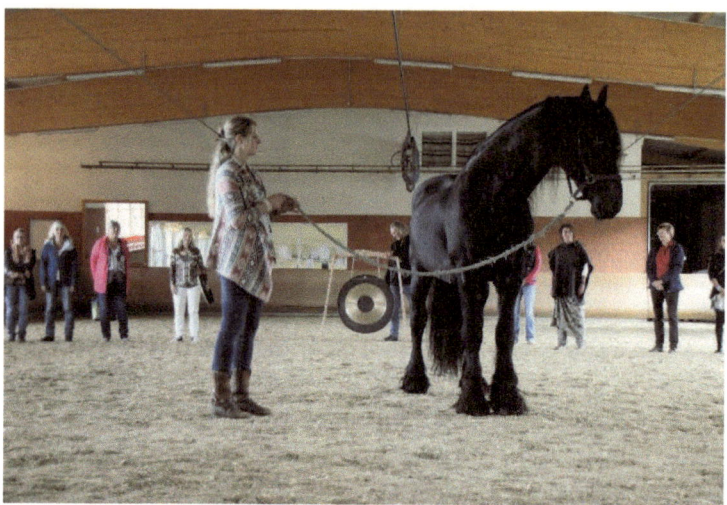

Gongs eignen sich allgemein nicht so sehr für Einzelbehandlungen bei Pferden bzw. Tieren. Große Gongs sind zu schwer und unbeweglich. Kleinere Gongs sind begrenzt in der Aura einsetzbar. Es ist schon etwas Spezielles. Bei besonderen Anlässen können sie jedoch gut genutzt werden, wie etwa dem Horse-Spirit-Festival 2017 (s. Bilder oben und im Bildteil), zu dem ich von Ulrike Dietmann eingeladen wurde. Dort bot sich die Gelegenheit, bei einem größeren Publikum meine Arbeit vorzustellen. Die Gongs geben dem Ganzen einen würdevollen Rahmen im inneren Frieden. Gongs beinhalten alle Frequenzen, die für eine Klangbehandlung gebraucht wird. Behutsam gespielt wirken sie sehr ausgleichend und zentrierend.

Als ich bei einem Besuch auf der Weide einmal einen Gong mitnahm, kamen die Pferde nach einiger Zeit gelaufen, um zu sehen, was da geschieht. Neugierig näherten sie sich und nahmen alles in Augenschein.

Nachdem der Gong „geprüft" und für in Ordnung befunden war, blieben sie stehen und lauschten den Klängen.

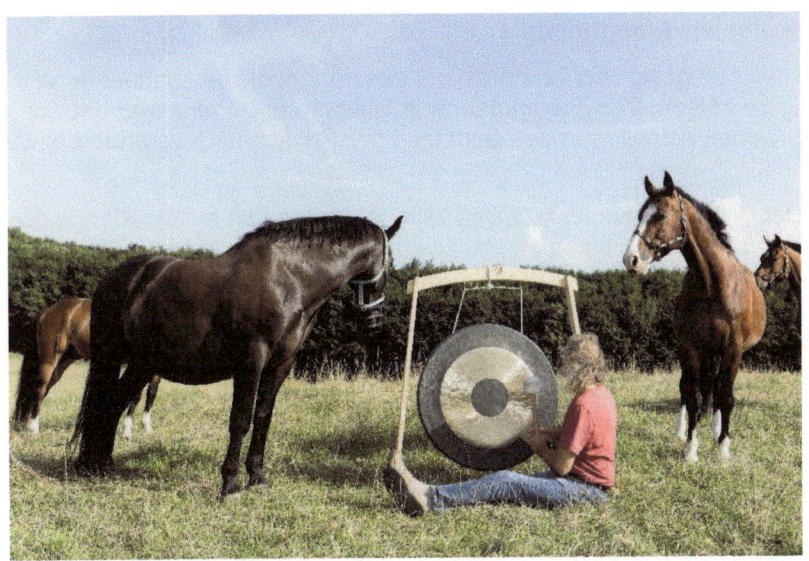

Ein besonders beeindruckendes Erlebnis hatte ich, als ich mein **„Klangauge"** (eine Schlitztrommel aus Metall) mit auf die Weide nahm.

Es war ein heißer Sommertag. Ich suchte mir einen Platz in die Nähe des einzigen schattenspendenden Strauches am Rande der Weide und fing an zu spielen. Nach einiger Zeit bemerkte mich die Herde und kam langsam näher. Dann kam Carino, mittlerweile ein stattlicher Herdenchef, und forderte seinen Platz in der ersten Reihe.

Bei der Begrüßung geschah es dann: Wir blickten uns an – tief in die Augen - und ich hatte das Gefühl unsere Herzen unsere Seelen berühren sich ganz tief drinnen. Es war ein unglaublich tief gehender berührender und mit Worten dieser Welt schwer zu beschreibender Augenblick...

Fallbeispiele Klangtherapie

Bei den hier geschilderten Fällen geht es darum, die entspannende Wirkung zu zeigen. Der Zusammenhang Halter/in und Pferd wird deutlich. Die Namen sind wegen des Schutzes der Privatsphäre verändert bzw. abgekürzt.

S: Der 6-jährige geduldige S. ließ sich von Anfang an auf die Klänge der Schalen ein und konnte nie genug bekommen. Die Zeichen der Entspannung waren bei ihm sehr deutlich wahrzunehmen. Neugierig befühlte er die Schlegel und Schalen und blieb ganz ruhig stehen. Er genoss die Klänge sehr. Die Halterin konnte es gar nicht fassen, ihr Pferd so entspannt zu sehen. Sie erzählte mir, dass er im Vorjahr Probleme hatte und gestiegen sei. Es zeigte sich, dass die Ursache damals bei der Halterin lag. Nach der Klangbehandlung sei er viel durchlässiger und insgesamt zugänglicher. Nach einer Entspannungsstunde gab ihm die Halterin spontan einen Klaps und S. lief freudig durch die Halle. Die Halterin sah mich erstaunt an und sagte, dass er das sonst immer falsch gemacht habe. Das sei das erste Mal, dass er im richtigen Galopp laufe.

F: Er zeigte einige Auffälligkeiten beim Reiten. Die Halterin wollte nach Änderung des Sattels einmal versuchen, ob mit der Klangbehandlung eine Besserung eintrat. Insgesamt taten ihm die Klangbehandlungen sehr gut. Da die Reiterin zu dieser Zeit selbst akute Wirbelsäulen-Probleme hatte, ließ sie sich dann vorrangig behandeln und hat sich dann leider nicht mehr gemeldet. Zuletzt war zu hören, dass sich nach einem Stallwechsel die Probleme beim Pferd immer noch zeigten.

B: Nachdem eine Halterin von der Möglichkeit der Klangentspannung gehört hatte, war sie zunächst sehr interessiert und es kam zu einem Behandlungstermin.

Das 26-jährige Pferd sprach nach anfänglicher Aufregung gut auf die Behandlung an. Zu einem schon vereinbarten zweiten Termin kam es dann leider nicht mehr, weil die Halterin „keine Zeit" mehr fand. Dies ist wirklich schade. Hier zeigte sich deutlich, wie sich die Nervosität und Angespanntheit der Halterin auf die Pferde überträgt und wie das möglicherweise zu ändern gewesen wäre.

J. und C: Es ging zunächst um J., ein 9-jähriges Pferd mit Schulterproblemen. Er entspannte bei der Behandlung sichtlich, war aber immer nur kurze Zeit aufmerksam. Mit dabei war meist C. Zuerst überhaupt nicht beeindruckt, war er dann ein Meister im Entspannen. Er hatte sichtlich Spaß daran, meine Tasche mit den Schalen und Klöppeln ganz genau zu untersuchen. Dann ließ er sich auf die Klänge ein. Einmal lief er nach einer kurzen aber für ihn wohl sehr intensiven Behandlung wie in Trance wieder auf die Weide. Hier war es übrigens die freie Entscheidung des Pferdes, sich behandeln zu lassen. Keiner hielt ihn fest.

Eine kleine Herde: Eines Tages ging ich mit einer der Halterinnen auf eine größere Weide mit mir unbekannten Pferden und wir unterhielten uns. Etwas ganz anderes im Sinn, sahen wir uns plötzlich umringt von neugierigen Pferden.

Gut, wenn das so ist, machen wir doch eine Gruppenentspannung. Was dann folgte war ein friedliches entspanntes „Arbeiten", wie es besser nicht sein konnte. Die Pferde standen „Schlange".

Nachdem sie die Reihenfolge der Behandlung untereinander geklärt hatten, warteten sie geduldig, bis jeder von ihnen an der Reihe war. Jedes Pferd genoss die Klänge sichtlich. Wir hatten das Gefühl Teil der kleinen Herde zu sein. So schnell wie sie gekommen waren, trollte sich die Herde sich langsam davon. Ein einmaliges und unvergessliches Erlebnis!

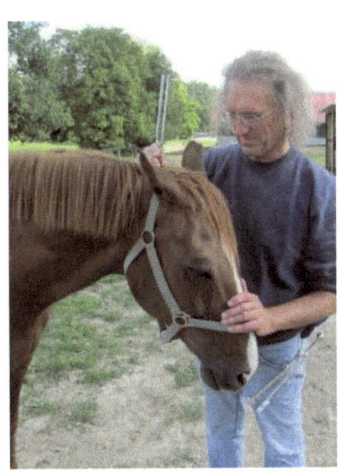

Die Behandlung mit Klängen

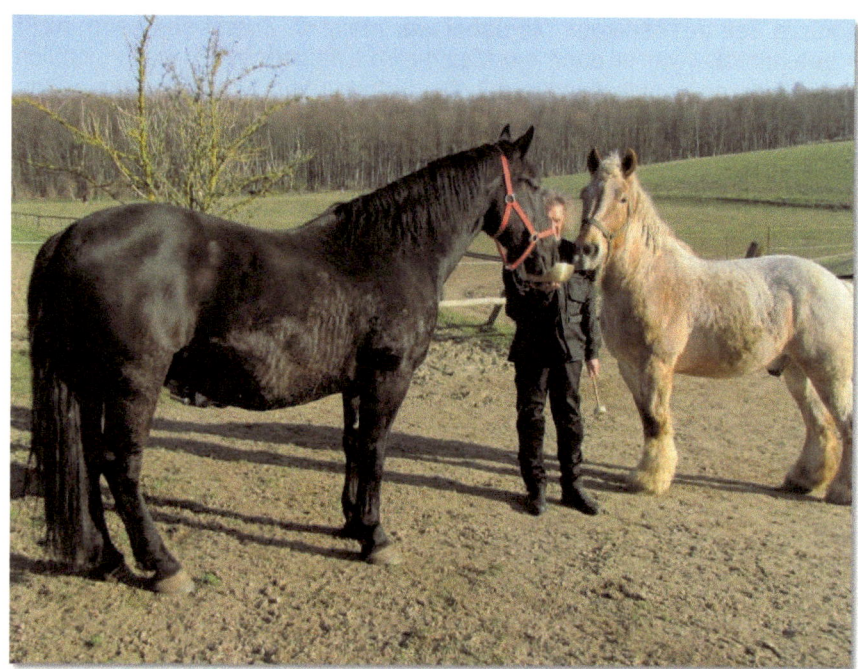

Jede Behandlung ist einzigartig und wird wesentlich von den Tagesstimmungen der Behandler/in und des Pferdes geprägt. Von besonderer Bedeutung ist der Zeitpunkt der Behandlung. Diese sollte nicht gerade zur Fütterungszeit sein, sondern möglichst zu einem Zeitpunkt, in der das Pferd ohnehin eine Pause macht oder mit seinen Freunden vor sich hindösen möchte. Ideal ist schönes mildes Wetter ohne viel Wind und nicht direkt in der Sonne. Ein ruhiges ungestörtes Plätzchen im Freien oder in einer ruhigen Halle, möglichst ohne viel Ablenkung eben.

„Leckerli" gibt es dabei möglichst nicht! Wenn es aber die einzige Möglichkeit ist, das Pferd aufmerksam zu machen, kann man ihm etwas Futter anbieten.

Von Vorteil ist ein ausreichendes Angebot mit frischem reinem Wasser, um die Energieströme im Körper aufrecht zu halten (siehe Seite 74).

Im Gespräch mit dem Halter/in vor der Klangbehandlung werden eventuelle Besonderheiten abgeklärt.

Bei der Behandlung selbst ist es wichtig konzentriert und ruhig und in der eigenen Mitte zu sein. Bei der direkten körperlichen Berührung wird nach sanfter Annäherung über das Fell gestrichen und auffällige Trigger- oder Stresspunkten ausfindig gemacht.

Bitte das Pferd erst begrüßen und nicht „mit der Tür ins Haus" fallen.

Manche Pferde brauchen einen Moment, bis sie genug Vertrauen haben. Deshalb ist es wichtig, dass der Halter/in immer mit anwesend ist. Viele Pferde sind im Umgang mit Männern unerfahren oder haben vielleicht schlechte Erfahrungen mit ihnen gemacht. Ein durchaus beachtenswerter Aspekt.

Bei einigen Pferden geht erst mal gar nichts oder erst beim zweiten vorsichtigen Versuch. Wenn das Pferd gar keine Klänge möchte, sollte das auch unbedingt respektiert werden.

Nachdem ich mich selbst vorher zentriert und dann das Pferd begrüßt habe, nähere ich mich dem Pferd in achtsamer, ruhiger und respektvoller Weise und schaue, was geschieht. Ich zeige und erkläre ihr oder ihm mit ruhiger leiser Stimme meine „Werkzeuge" und das, was ich damit vorhabe. Ich bitte das Pferd um Erlaubnis für mein Tun.

Meist werden die Instrumente vom Pferd erst neugierig „untersucht". Geht keine Gefahr davon aus, kann es losgehen.

Das Blickfeld der Pferde beachtend, gehe ich hinter dem Pferd herum und mache es mit den Klängen von beiden Seiten vertraut.

Pferde haben vor der Stirn einen Bereich, in dem sie nichts sehen können. Dafür haben sie einen 360 °- Rundumblick an den Seiten. Das, was das Pferd links sieht, erkennt es rechts nicht. Deshalb sollte es auf beiden Seiten gezeigt bekommen, was ich vorhabe, damit es nicht erschrickt. Dies hat sich besonders beim Umgang mit Klangschalen bewährt.

Oder ich stelle mich nach der Begrüßung in einiger Entfernung einfach hin und fange an - lasse alles geschehen, alles fließen.

So entstehen oft die wunderbarsten Erlebnisse bei der Klangbehandlung:

Eine ergebnisoffene Herangehensweise führt oft zu den erstaunlichsten Dingen.

Sie nimmt zudem den Erfolgsdruck aus der Behandlung.

Weg vom Leistungsdenken hin zur Entschleunigung.

Das lineare und symptomorientierte Denken „Wenn-Dann" ist nicht immer zielführend.

Damit ist gemeint, dass ich mich in einer bestimmten Weise verhalte, wenn ich feststelle, dass es an dieser oder jener Stelle beispielsweise schmerzt. Das kann zutreffen, muss es aber nicht zwangsläufig. Oft sitzt die Ursache ganz woanders.

Die körperliche Berührung dient neben der Kontaktaufnahme auch dem Aufspüren der Trigger- bzw. Stresspunkte, die dabei schon vorsichtig massiert werden können.

Wenn die Schalen bzw. die Gabeln aufgelegt werden, ist das nochmal ein wichtiger Moment: Der Klang verursacht eine erhöhte Wahrnehmung im körperlichen Bereich.

Der ganze Körper gerät bis in tiefere Ebenen in Schwingung. Die feinstofflichen Energiefelder vom Behandler bzw. Empfangenden verbinden sich über das Instrument.

Das Pferd entscheidet letztlich selbst, ob und wie viel Klänge bzw. Schwingungen es haben will oder ob nur eine Berührung angenehmer ist.

Wenn das Pferd noch nie eine Klangbehandlung bekommen hat, geht es zunächst darum, es davon zu überzeugen, dass es nicht zu flüchten braucht. Ich möchte, dass das Pferd weiß, dass es mir vertrauen kann und es meine Absicht versteht.

Die Halter/in ist unmittelbar dabei, hält das Pferd locker am Haltestrick oder das Pferd steht völlig frei, so dass es jederzeit gehen kann.

Es kommt nach einiger Zeit der Punkt an dem zu spüren ist, dass das Pferd entspannt. Eventuelle Gespräche werden nun leiser, versiegen von selbst. Die Außenwelt tritt zurück. Es ist eine wohltuende und einzigartige Stille zu „fühlen". Dann habe ich persönlich das Gefühl in einer Art Glocke oder Blase zu stehen. Die Energiefelder von Menschen und Tieren synchronisieren sich jetzt. Das ist der Moment in dem auch das Pferd bereit ist. Jetzt gilt es die Zeichen der Entspannung wahrzunehmen.

Die Dauer der Behandlung lässt sich nicht im Voraus einplanen. Einige Pferde haben schon nach sehr kurzer Zeit genug. Dann ist das auch gut so und man sollte aufhören und das Pferd zum Abschluss mit „Streicheleinheiten" belohnen. Bei einem nächsten Mal will es vielleicht mehr und länger die Klänge genießen.

Bei akuten Verletzungen ist Vorsichtig geboten. Besser ist es, die betroffenen Bereiche nicht direkt anzugehen.

Bis das Pferd wieder richtig wach ist, bleiben wir noch ruhig stehen, streicheln es und verabschieden uns dann langsam voneinander.

Tönen-Summen-Einschwingen

Es gibt zusätzlich die Möglichkeit, während der Behandlung seinen eigenen Ton, ein „M" oder eben die Vokale „A", „E", „O" „U", ja und auch das „OM" ohne musikalischen Anspruch zu summen. Dieser getragen hervorgebrachte Ton beruhigt uns und wirkt zentrierend. Gleichzeitig atmen wir ruhiger und tiefer.

Wenn wir unsere Stimme bewusst einsetzen, können wir direkt über sie mit unserem Körper und dem des Pferdes kommunizieren.

So ist es möglich den eigenen Klang zu entdecken. Jeder hat seinen ureigenen Klangcode.

Je länger und öfter wir Summen, desto kraftvoller wird der Ton. Die eigene Stimme ist ein Mittel zur Transformation. Wir tragen sie immer bei uns. Damit haben wir eine weiter Möglichkeit, unsere eigene Schwingung zu erhöhen, in dem wir uns zentrieren und uns selbst „stimmen". Wenn wir unseren Resonanzkörper in Harmonie einschwingen spüren das auch andere Wesen.

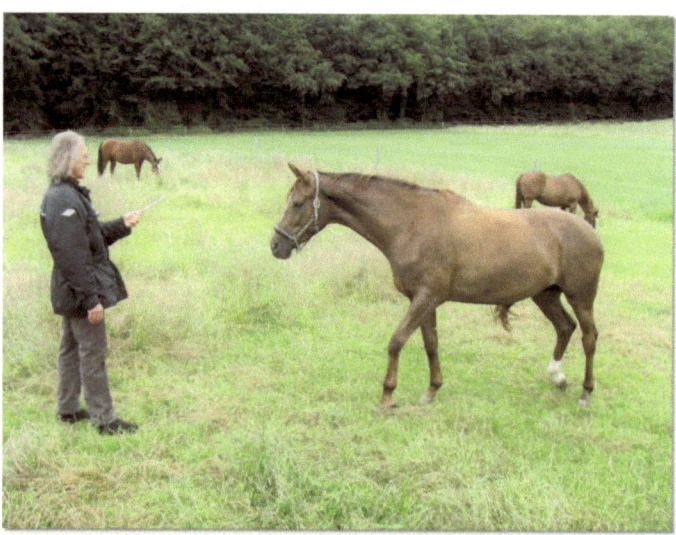

Klang-Pferdemeditation

Für das innere und äußere Gleichgewicht

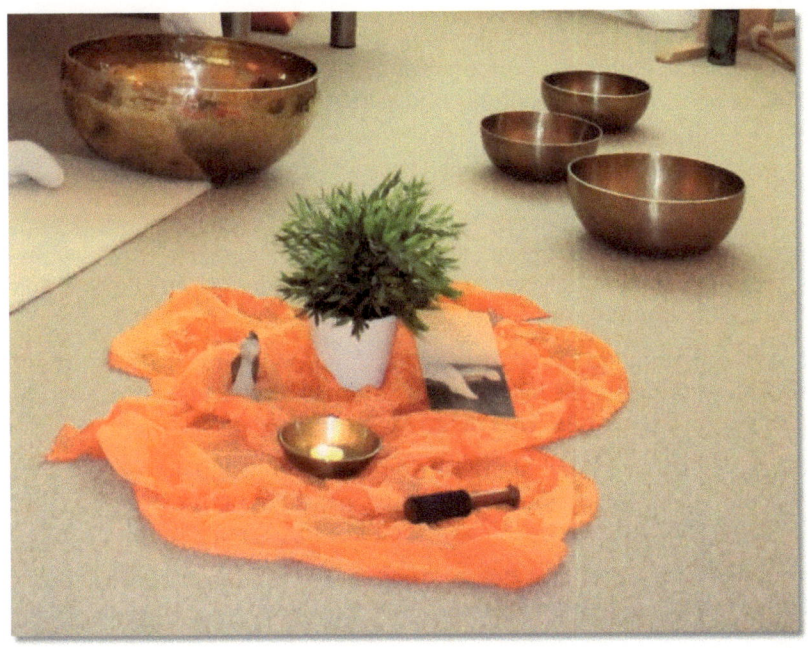

Die Klang-Impulse mit Klangschalen oder Shantis oder einer Kombination von allen werden frei nach Gefühl gespielt. Hier kannst du wunderbar die Solfeggio- Klangschalen einsetzen (s. S. 52 ff.)

Setze oder stelle dich mit aufrechter Wirbelsäule (stabiler Stand) bequem hin. Achte darauf, dass du dabei möglichst entspannt bist...fühle dich getragen von deiner Unterlage...vom Boden...sende von deinen Füssen Wurzeln bis zum Erdenstern...fühle dich als Mittler der universellen Energie...verbinde dich über das 7 Chakra mit dem Universum...

Nimm nun durch deine Nase drei tiefe Atemzüge tief in deinen Bauch hinein und atme hörbar langsam aus...

Sei nun mit deiner Aufmerksamkeit ganz in deinem Körper...vom Kopf bis zu den Füßen...und schenke dir dabei selbst ein Lächeln. Lausche in dich hinein. Öffne dein Herz. Wie fühlst Du dich?

Sage dir selbst Danke dafür, dass du jetzt diese Zeit mit dir selbst verbringst.

Es gibt nichts mehr zu tun. Alles, was wichtig ist, ist das Hier und Jetzt. Erlaube dir, zur Ruhe zu kommen. Schenke den Gedanken, die dich ablenken wollen, keine Beachtung und schiebe sie für den Moment beiseite. Sie sind jetzt bedeutungslos, und später immer noch bei dir...

Dein Atem darf jetzt im eigenen Rhythmus kommen und gehen...

Schaue ihm einfach dabei zu. Nutze den Atem, um deine Aufmerksamkeit auf dein Inneres zu lenken. Du darfst ganz bei dir sein. Nimm' wahr, wie sich dein Denken allmählich ins Fühlen wandelt. Konzentriere dich auf dein Bauchgefühl.

Mit jeder Ausatmung wirfst du Ballast ab. Alles, was du nicht mehr brauchst, strömt aus dir hinaus. Gib es ab an den Boden. So hast du jetzt wieder Platz für das, was dir im Moment wichtig ist.

Mit jeder Einatmung nimmst du die Energien und Kräfte auf, die du jetzt brauchst. Deine Seele erkennt dies und nimmt sie mit einem Lächeln auf.

Höre bewusst auf die Stille deiner Atmung. Sie führt dich zur Ruhe deines Geistes und in deine eigene Mitte.

Es gibt nichts mehr zu tun. Du brauchst jetzt niemanden zu gefallen und es niemanden Recht zu machen.

Entspanne Dich...und wenn du magst lasse dich entführen zu einer kleinen inneren Reise (alternativ auch: ...zu dir selbst und deinem Pferd...)

Richte dein Bewusstsein, deine Aufmerksamkeit mit Freude und offenem Herzen auf die einzigartige geistige Verbindung zu deinem dir anvertrauten Pferd. Frage es um Erlaubnis, ob es diese Verbindung jetzt zulässt. Bedanke dich dafür.

Öffne dein Herz, lasse all deine bedingungslose Liebe aus deiner Seele zu deinem Pferd fließen...im Namen der Liebe...sei dankbar dafür...

Nenne dein Pferd in Gedanken beim Namen...rufe es und begrüße es mit deinem schönsten Lächeln ☺. Sei bei deinem Pferd (Name). Sage ihm noch einmal Danke dafür, dass es für dich da ist.

Gehe nun im Geist auch zum Körper deines Pferdes und stelle dir vor, wie es sich jetzt gerade fühlt. Schiebe alle negativen Gedanken, die sich womöglich einschleichen wollen, beiseite und sende jetzt Gedanken der Liebe, der Hoffnung, des Vertrauens, der Harmonie und des Friedens. Vielleicht kannst du spüren, was dein Pferd jetzt braucht, um glücklich zu sein?

Verbinde dich innerlich mit deinem Pferd von Herz zu Herz. Sende ihm helle, heilende und kraftvolle Energie.

Sage ihm/ihr, dass es sich bei dir entspannen und wohlfühlen kann und dass du ihm ab jetzt noch mehr als bisher deine bedingungslose Liebe und Aufmerksamkeit schenken willst.

Kannst du bei deinem Pferd Bereiche erspüren, die einer besonderen Achtsamkeit und Aufmerksamkeit verlangen?
Findest du eine Entsprechung in deinem eigenen Körper?

Nimm die Verbindung eurer beiden Seelen wahr und gehe einen Moment ganz in dieses Gefühl hinein....

Vielleicht helfen dir Fragen dabei, die du dir selbst ohne Wertung stellen kannst:

- Was bedeutet mein Pferd für mich?
- Achte und respektiere ich sein Wesen?
- Wie hat es mein Leben verändert?
- Wobei hilft mir mein Pferd?
- Finde ich meine eigene Balance?
- Was wünscht sich mein Pferd von mir?
- Was kann ich von meinem Pferd lernen?
- Welche Botschaft möchte ich meinem Pferd geben?

Höre jetzt bewusst auf die Stille deiner Atmung und den Klang, der dich umgibt und noch eine Weile träumen lässt...

Rückholung: Komme wieder in das Hier und Jetzt zurück und schaue, ob du noch etwas brauchst oder dort lassen willst, wo du gerade warst und mache eine Bewegung, die dir jetzt guttut, bewege deine Füße, deine Hände und Arme und löse die Verbindung zum Boden, indem du die Füße nacheinander auf den Ballen hin und her drehst... atme noch einmal ganz tief durch, öffne deine Augen...

Du hast jetzt dein Energieniveau angehoben.

Du bist jetzt sehr feinfühlig und achtsam.

Andere Wesen werden dies wahrnehmen.

(Diese Meditation nach S. Hühn wurde für meine Zwecke abgeändert und wird beim mündlichen Vortrag ohnehin je nach Situation verändert vorgetragen. Es ist jedes Mal anders und ein Gestaltungsbeispiel).

Tabelle 1 Chakren und Planeten-Frequenzen mit Heilsteinen

(7 Haupt-Chakren)

Chakra/Lage/Farbe	Endokr. Drüsen	Klang mit Heilsteinen	Wirkung
1.Wurzel (rot) Unterer Rücken am Schweifansatz	Ovarien/ Hoden	Erdentag; mittl. Sonnenton; 194,18 Hz Roter Jaspis Tangerine-Quarz	Blockadenlöser, Standhaftigkeit, Lebenskraft, lindert chr. Beschwerden, Sehnen, Bänder, Knie, Knochen
2. Sakral (orange) Am höchsten Punkt des Beckens; Nabel	Nebenn.	Syn. Mond; 210,42 Hz Carneol Tangerine-Q.	Lindert Beschwerden, reguliert Flüssigkeiten (Yin)
3. Solarplexus (goldgelb) In der Mitte des Rückens letze Rippenbögen; Bauch	Bauchsp.-drüse, Pankreas	Sonnenton; 126,22 Hz Orangencal. Tangerine-Quarz	starke eindringende Energie (Yang), öffnend, fördert Willenskraft, Energieverteilung
4. Herz (grün) In der Mitte der Brustregion (Grube); auf dem Rücken hinter dem Widerrist	Thymusdr.	Erdenjahr; Jahreston OM; 136,10 Hz Aventurin, Rosenquarz	Verdauen, verarbeiten, Stressregulierung, Kopf-/Herzvermittler *Fortsetzung S. 50 ->*

5. Kehlkopf/Hals (hellblau) Unterhalb des Unterkiefers über der Kehle	Schilddr.	Merkur; 141,27 Hz Chalcedon	Innen/Außen, Austausch, Kommunikation, Kehlkopf
6. Stirn (indigoblau) Über den Augen auf der Stirn (3. Auge)	Hypoph..	Venus; 221,23 Hz Bergkristall, Lapislazuli	Harmonisierend, ausgleichend, Muskulatur,
7. Kronen (Violett) Höchster Punkt des Pferdekopfes	Epiphyse	Platon. Erdenjahr; 172,06 Hz Amethyst, Bergkristall	Koliken, Gelenke, Brüche, Besänftigung bei Nervenanspannung, Nervensystem, reinigt den Geist

Tabelle I ist nach verschiedenen Angaben in der Literatur auf der Grundlage der Berechnungen von Hans Cousto zusammengestellt und macht deutlich, dass es beim Einsatz von Stimmgabeln mit Heilsteinen durchaus auch nach Vorlieben bzw. Erfahrungen des Anwenders gehen kann (u.a., Margrit Coates, Eileen Mckusick, Künne/Schubert).

Diese Tabelle soll beim Einsatz von Planeten-Klangschalen ebenso als Orientierung dienen. Die Verwendung von Klangschalen mit anderen Frequenzen ist möglich und gleichwertig. Grundlage jeder Behandlung ist die innere Einstellung, die Beziehung zum Pferd. Gemeinsam erlebte Klänge können diese in ihrer Wirkung vertiefen.

Die Energie und damit die Größe der Chakren verändert sich im Laufe des Tages. Da macht es Sinn, das ganzheitlich zu betrachten. Es kommt zu notwendigen und sinnvollen Überschneidungen der Energiefelder. So kann ein Austausch stattfinden. Es ist ein ineinanderfließen. Deshalb sollten die Zuordnungen nicht als absolut gesehen werden. Mit anderen Worten: Es kann durchaus mit einer Frequenz am gesamten Körper gearbeitet werden, wenn es stimmig ist. Bei einem ständigen Wechsel bist du zu sehr im Kopf und überlegst dauernd, was als nächstes kommt.

Denke daran, dass dies alles auf der Basis mathematisch-theoretischer Rechenmodelle entstand. Die Archetypen der sieben Planeten bilden eine wesentliche Rolle dabei. Wie es dann in der Praxis aussieht, ist etwas anderes. Gibt es nicht noch mehr zu entdecken?

Tabelle 2 Besondere Punkte

Chakra/Lage Farbe	Endokr. Drüsen	Klang kombiniert mit Heilsteinen	Wirkung
8. Brachialis (schwarz, blaugrün) Beidseitig am Pferdehals in der Schultergrube genau über dem Schulterblatt	(Prostata, Darm, Mensch)→Pferd: Kopf, Halswirbel, Brust, Vorhand	Pluto; 140,25 Hz Schneeflocken-Obsidian, Tigerauge, Carneol	Transformation, Manifestation in der Tiefe, kompletter Darm, After, Genitalien,1. Hilfe bei Schock
In Verb. mit 6. u. 7. Chakra, weiß	Zirbeldrüse	Solfeggio-Frequenzen 852 und 963 Hz; Bergkristall, Amethyst	Öffnend, starke Heilwirkung Intuition, produziert das Hormon Melatonin, DMT
Universell einsetzbar		Wasserstoffgamma; 157,04 Hz, Bergkristall	Schmerzgabel

Die hier genannten Punkte unterstützen die geistige Ebene der Pferde und auch die Intuition. Die Zirbeldrüse regelt das komplette Drüsensystem unseres Körpers und kann in ihrer Funktion mit den Solfeggio-Frequenzen in der Tabelle 3 (S. 52) positiv eingeschwungen werden. Die Frequenz „Wasserstoffgamma" ist für die Behandlung von Schmerzen gedacht.

Tabelle 3 Solfeggio-Frequenzen

Frequenz	Quer-summe	Feinstoffliche Wirkung
174 Hz	3	Mit der Erde verbinden, Schmerz reduzieren, Steigerung der Konzentration
285 Hz	6	Visualisieren, Manifestation der Gedanken, Regeneration von Gewebe
396 Hz	**9**	**Befreiung von Schuld und Angst-> versteckte Emotionen des Unterbewusstseins werden erkannt und gelöst**
471Hz	3	Veränderung erleichtern, Trauma lösen
528Hz	6	Wunder/Transformation, DNA-Repair
639 Hz	9	Fördert harmonische Beziehung
741 Hz	3	Erwachen der Seele, Intuition, Instinkt, Reinigung des Bewusstseins
852 Hz	6	Fördert spirituelle Entwicklung, Transzendenz, stimuliert das dritte Auge
963 Hz	9	Stimulation der Zirbeldrüse, Harmonie

Die Solfeggio-Frequenzen gewinnen in der Klangtherapie zunehmend an Bedeutung. Ihre Klänge wirken auf einer tieferen seelischen Ebene und erhöhen sowohl unsere eigene Schwingung als auch die der Tiere. Bei psychischen oder psychosomatischen Beeinträchtigungen sind sie geeignet, das vegetative Nervensystem zu beruhigen und zu harmonisieren.

Über die Klang-Rezeptoren des Körpers erreichen sie unser tiefstes Inneres und verbessern so das körperliche Wohlbefinden. Stress wird besser verarbeitet, der Herzschlag reduziert sich, Puls und Atmung beruhigen sich und die Zusammenarbeit zwischen rechter und linker Gehirnhälfte wird gefördert.

Soweit, so gut. Wer die vorherigen Kapitel aufmerksam gelesen hat, wird feststellen, dass dies andere Klänge und Frequenzen auch machen. Wo liegt der Unterschied?

Die Solfeggio-Frequenzen sind besonders feinstofflich und höherschwingend. Sie erreichen uns mehr über die Psyche und nicht so sehr über die stofflichen materiellen Körperstrukturen.

Es ist für mich nicht stimmig, die einzelnen Frequenzen „nur" einem bestimmten Chakra zuzuordnen. Unsere Energie-Felder und das von Tieren überschneiden sich, greifen ineinander und beeinflussen sich gegenseitig. Zu verschiedenen Tageszeiten oder je nach Geschehen und Erleben sind sie größer oder kleiner.

Bei der mehrmaligen kinesiologischen Testung habe ich keine eindeutige Übereinstimmung gefunden. Es gibt noch eine komplexere Struktur dahinter. Nur dort, wo ich mir sicher bin, habe ich eine vorsichtige Zuordnung vorgenommen. Das gilt übrigens für alle anderen Frequenzen genauso. Das ist ein sensibles Thema und erschließt sich für jeden anders.

Doch woher kommen diese Solfeggio-Frequenzen und warum heißen sie so?

Die sechs Töne gehen auf alte Gesänge aus dem Sanskrit zurück, sind schon seit der frühen Menschheitsgeschichte bekannt.

Die Silben „Ut-Re-Mi-Fa-Sol-La" stammen aus einer Hymne an Johannes dem Täufer verfasst von Paulus Diaconus aus dem 8. Jahrhundert.

Solfeggio geht auf das alte lateinische Wort "solfizare" zurück. Es bezeichnete ursprünglich eine Form der Gesangs-, Stimm- und Gehörübung und wird aus den Silben „Sol" und „fa" gebildet. Der italienische Mönch Guido von Arezzo hat damit im 11. Jahrhundert Klosterschüler unterrichtet.

Den Solfeggio-Frequenzen wird eine heilsame und bewusstseinserweiternde Wirkung zugeschrieben. Sie haben einen messbaren und vielfach belegten Einfluss auf unser Befinden. Beim Hören und Singen der Frequenzen sind Verbesserungen körperlicher Symptome nachgewiesen.

Die Klänge sind bestens auf den Klang und die Rhythmen des Universums abgestimmt.

Das ist der Grund dafür, dass sie uns wohlwollend näher an die Natur heranführen - an unsere Urquelle. Diese Klänge beruhen auf einer Sechstonleiter, die bei den heiligen (heilenden) gregorianischen Chorälen (so genannt nach Papst Gregor) Verwendung fand. Der Vatikan sah darin eine große Gefahr für die Machtstrukturen innerhalb der katholischen Kirche und hat deren Nutzung schlichtweg verboten. Die Kirche wollte nicht, dass sich dieses Wissen im Volk allgemein verbreitet.

In den 1970er Jahren wurden sie von den Forschern Dr. Leonhard Horowitz und Dr. Joseph Puelo (Pseudonym: Joseph Barber) wieder zum Leben erweckt.

Nicola Tesla wusste um die Wirkung und er hat sie als „Schlüssel zum Universum" erkannt.

Später kamen dann noch drei bislang nicht entdeckte Frequenzen dazu (174Hz, 285 Hz und 963 Hz).

Alle anderen Töne der Tonleiter lassen sich einfach ermitteln. Jeweils die letzte Zahl wird an die erste Stelle umgestellt. Dies wird zweimal gemacht und es ergeben sich die anderen sechs Töne/Frequenzen der Reihe:

$$174 \quad 285 \quad 396$$
$$\nearrow \quad \nearrow \quad \nearrow$$
$$417 \quad 528 \quad 639$$
$$\nearrow \quad \nearrow \quad \nearrow$$
$$741 \quad 852 \quad 963$$

Ihr Basiswerte ergeben nach der pythagoreischen Reduktionsmethode stets die Quersumme 3, 6, oder 9. Dies entspricht dem Universum, dem Erdenkreis und der Göttlichkeit.

Wenn du dich umfassend und tiefergehend über diese Frequenzen informieren möchtest, dann kannst du dir das in englisch erhältliche Buch von Roberta Ruth Hill besorgen.

Die Beschreibung der Wirkung der einzelnen Frequenzen basiert auf den Forschungen von David Hulse und seine langjährige Erfahrung. Auf seiner Seite „SomaEnergetics.com" gibt es wunderbare Aura-Bilder und auch Wasserbilder von Masuro Emoto, die die Wirkung eindrucksvoll darstellen.

Ende der 1980er Jahre begannen die Forschungen von Dr. Glen Rein, der die Absorption von UV-Licht der DNA dokumentierte. Im Jahre 2018 wurde in einer japanischen Studie der stressreduzierende Effekt der Frequenz von 528 Hz auf das endokrine System untersucht und veröffentlicht.

Die Wirkung der Frequenz 396 Hz ist in diesem Zusammenhang besonders interessant. Sie ist für das „Erkennen und Lösen" von versteckten Emotionen, die uns belasten können, geeignet. Befreiung von vermeintlicher „Schuld und Angst" bedeutet genau dieses.

Eine Verbindung zum Emotionscode drängt sich geradezu auf: Das Erkennen und Lösen der Emotionen haben eine indirekte und langanhaltende Veränderung auf physischer und psychischer Ebene zur Folge, weil deren Ursache beseitigt wird. Das gilt auch bei Pferden.

Es ist naheliegend, diese Frequenz für die praktische Arbeit unterstützend einzusetzen.

Was spricht dagegen, eine Klangschale oder Stimmgabel mit 396 Hz zu verwenden? Eine „Beklangung" auf dem Körper oder in der Aura des Pferdes zu Beginn der Behandlung unterstützt deine Absicht. Es geht darum, einen Raum für deine Arbeit zu schaffen, in die eigene Mitte zu kommen und dich und das Pferd auf einer höheren Energieebene einzuschwingen.

Mittlerweile gibt es einige Hersteller, die Stimmgabeln, Röhrenglocken und sogar Gongs auf Wunsch produzieren. Klangschalen in dieser Stimmung gibt es noch sehr selten.

Die Schwingungen der **Solfeggio-Stimmgabeln** sind so fein, dass selbst beim Aufsetzen auf dem Körper (Haut) nur wenig zu spüren ist.

Probiere es aus: Lege sie auf dein 3. Auge, um zu „spüren". Dort funktioniert es meist am besten. Der Unterschied zwischen „hören" und „spüren" wird deutlich, wenn du die Gabeln auf das 3. Auge abwechselnd auf- und absetzt.

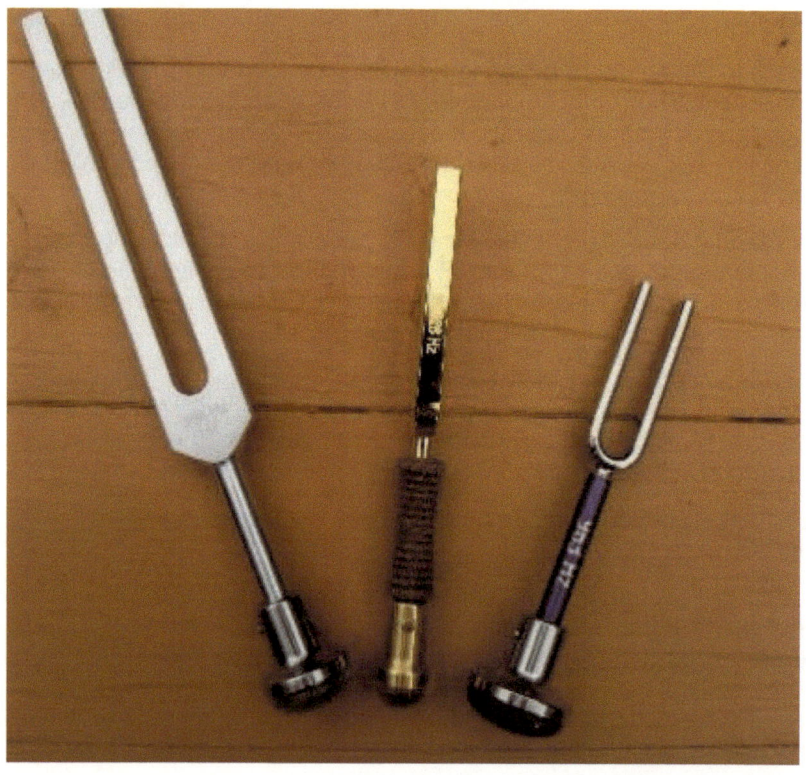

Eine kleine Auswahl von Stimmgabeln: 396 Hz, 528 Hz und 963 Hz mit verschiedenen Edelsteinaufsätzen als Schwingungsverstärker in Aluminium und Stahlstimmgabeln - die mittlere mit 528 Hz mit 24 Karat Goldauflage zur hochenergetischen stärkenden Arbeit.

Denke daran, dass dies **Vorschläge für eine kreative Verwendung** sind. Wenn es für dich nicht passt, lasse es weg.

Finde eigene Wege und gehe spielerisch damit um. Klänge sollen unterstützend zum Einsatz kommen und kein Selbstzweck sein. Nur so viel wie nötig. Weniger ist mehr.

Klangschalen bieten den Vorteil, dass du sie anschlegeln kannst, ohne sie festzuhalten. Auch die Solfeggio-Klangschalen sind bestens für eine kleine gemeinsame Meditation zu Beginn der Behandlung (s. S. 45) geeignet.

Diese Klangschalen sind wegen ihrer hohen Frequenzen kleiner, handlicher, flexibler und nicht so schwer. Sie erschaffen eine einzigartige Schwebung im Raum.

Für das Auflegen auf den Körper sind sie beim Pferd wegen der höheren Gefahr der Zerbrechlichkeit weniger geeignet. Zu schnell können sie vom Körper gleiten und brechen oder bekommen Haarrisse. Dann erzeugen sie keinen Ton mehr.

Denke bitte auch daran, dass bei einer kleinen Meditation ein Einschwingen auf höhere Ebenen, eine Herzöffnung geschieht, die für die Arbeit mit Pferden ohnehin gebraucht wird.

Auch hier gilt: Mache deine eigenen Erfahrungen und finde heraus, was für dich stimmig ist.

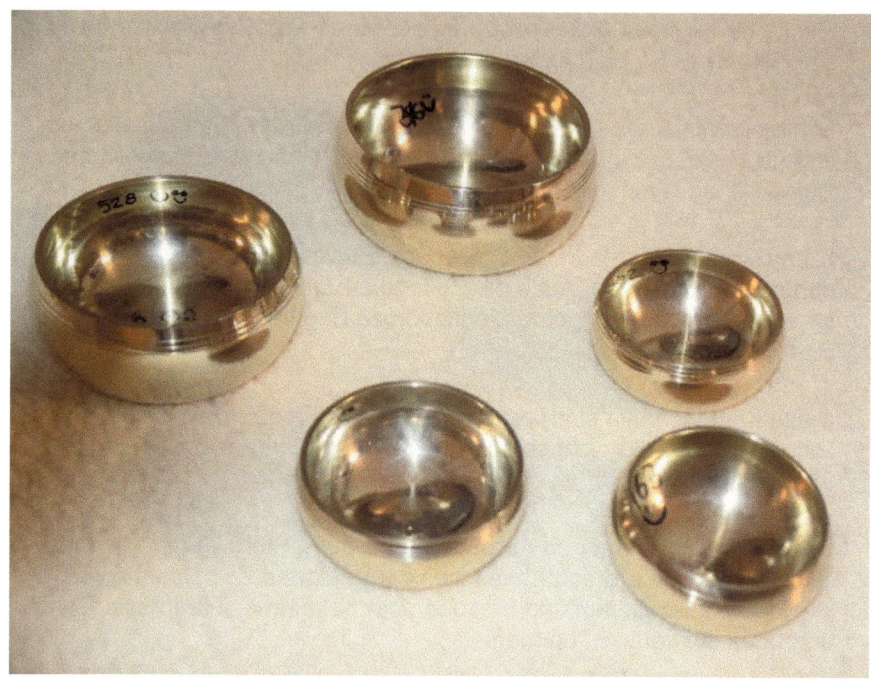

Hier fünf der Solfeggio-Klangschalen meines eigens angefertigten Sets mit sieben Frequenzen: 396 Hz, 417 Hz, 528 Hz, 639 Hz, 741 Hz, 852 Hz und 963 Hz.

„Intuitive Klang-Behandlung" ist wie der „Emotionscode" eine eigenständige Methode.

Beide wirken für sich alleine.

Ich sehe die wunderbaren, verbindenden und sich ergänzenden Zusammenhänge.

Emotionscode für Pferde

Wer zusätzlich zu den Klangbehandlungen noch etwas für sein Pferd und sich tun möchte, findet hier einen wahren Schatz an Möglichkeiten: Mit dem **Emotionscode®** zu arbeiten bedeutet, Probleme des Pferdes auf tiefer Ebene zu lösen.

Der Emotionscode, eine in 30-jähriger Arbeit entwickelte Methode des amerikanischen Chiropraktikers Dr. Bradley Nelson, ist eine überaus wirksame und einfach anzuwendende Methode aus dem Bereich der Energie- und Schwingungsmedizin. Mit ihr können festsitzende Energien aufgespürt, bewusst gemacht und dauerhaft gelöst werden. Die Selbstheilungskräfte sind so reaktivierbar. Tiere spüren sofort, wenn ihnen etwas guttut. Eine unmittelbare und nachhaltige Veränderung ist möglich.

Eingeschlossene oder unterdrückte Emotionen des Unterbewusstseins erzeugen eine eigene niedrig schwingende Gedankenfrequenz, die uns und die Tiere blockieren. Das kann akute oder chronische Schmerzen oder andere Symptome von Krankheit hervorrufen. Auch Pferde erleben Traumatisches, entwickeln Ängste, haben körperliche Beschwerden, sind wütend oder traurig, fühlen sich überfordert.

Werden Gefühle oder Emotionen nicht verarbeitet, kann dies als negativ wirkende Schwingung bzw. Energie im Körper festsitzen. Diese „eingeschlossene Emotionen" kann unseren Energiefluss im Körper, das fließen des „Chi", „Prana", „Odem" oder „Äther", beeinträchtigen. Emotionale Blockaden verursachen Funktionsstörungen im Körper. Wir fühlen uns unwohl, krank und sind nicht in unserer Harmonie.

Mit einem **kinesiologischen Muskeltest**, etwa dem Körperpendel (Neigetest) oder dem Armlängentest - nicht zu verwechseln mit dem Armtest - werden Fragen an das Unterbewusstsein gestellt, die der Körper mit seiner Reaktion beantwortet. Dies ist über den Widerstand des Muskels zu spüren. Der Test kann auch mit Pendel, Ring-Test oder Einhandrute ausgeführt werden, je nach Vorliebe und Neigung des Anwenders.

Das **Lösen der Emotionen** geschieht mit einer Magnetkarte oder mit einem einfachen Magneten, welcher mehrmals mit etwas Abstand zum Körper über einen Teil des Meridians „Lenkergefäß" (Du Mai) entlang der Wirbelsäule gezogen wird. Kann nicht mit dem Magneten gearbeitet werden, weil der Klient z.B. einen Herzschrittmacher trägt, versuche einfach mit der Hand zu arbeiten. Der Magnet ist „nur" ein Verstärker deiner

Absicht. Wenn deine Intention der positiven Veränderung zum Guten stark genug ist, sollte es auch so gelingen.

Das System der Meridiane ist hervorragend geeignet, die Absicht der Heilung des Anwenders in den Körper zu leiten und die Emotionen dauerhaft zu lösen.

Das **Lenkergefäß** ist mit allen anderen Meridianen im Körper verbunden ist. Es verläuft beim Menschen vom Steißbein bis auf die Innenseite der Oberlippe. Beim Pferd beginnt der Meridian ebenfalls auf der Innenseite der Oberlippe und verläuft bis zum Schweif.

Es ist ausreichend, wenn über einem Teil des Meridians gearbeitet wird, beim Pferd im größeren Bereich des hinteren Rückens (s. auch S. 14, „Bai Hui-Punkt").

Beim Menschen kannst du über dem Kopf anfangen und über dem Steißbein enden. Es reicht auch ein kleinerer Bereich über dem Kopf.

Im Körper sind sowohl elektrische als auch magnetische Kräfte am Werk. Diese erzeugen ein **elektromagnetisches Feld** im Nervensystem, den Zellen und allen Organen.

Ist dieses Energiefeld ausgeglichen, geht es uns gut. Treten Störungen auf, fühlen wir uns unwohl. Aufwühlende Ereignisse im Leben eines Tieres verursachen Gefühle, die zum Selbstschutz eingeschlossen werden können. Es kommt zu Störungen.

Diese Energie lässt sich mit einer anderen Form der Energie, der Feldstärke des Magneten, lösen und entfernen.

Wenn der Anwender seine Gedanken der positiven Veränderung darauf richtet, die eingeschlossene Emotion zu lösen, wird dieser Gedanke durch den Magneten verstärkt.

Jeder Gedanke ist eine Energie, eine Schwingung oder Frequenz. Diese Schwingungsenergie trifft auf die Schwingung der eingeschlossenen Emotion und hebt sie auf. Sie löst sich auf und verschwindet. Dies geschieht, wenn der Magnet über das Lenkergefäß geführt wird.

Mit Hilfe eines Stellvertreters oder einer Ersatzperson kann dann mit dem Tier gearbeitet werden.

Es ist das gleiche Vorgehen wie bei Menschen. Die Fragen werden an das Unterbewusstsein des Pferdes gerichtet. Der Stellvertreter/die Ersatzperson bindet sich in das Energiefeld des Pferdes ein. Idealerweise sollte die Stellvertreterin/Ersatzperson ca. 1-2 Meter vom Pferd entfernt stehen, wenn vor Ort gearbeitet wird. Dann folgt der kinesiologische Muskeltest oder die Testung mittels Körperpendel am Stellvertreter/der Ersatzperson.

Dies ist in der Regel die Halterin oder eine Person, die Erfahrung mit dem kinesiologischen Testen hat und bei der der kinesiologische Test funktioniert.

Zuvor zentriert sich der Fragende und bittet um Unterstützung des Universums: **„Ich binde mich an und öffne mein Herz, komme in die Liebe, Dankbarkeit und Wertschätzung".**

Das gleiche macht die Ersatzperson/Stellvertreterin. Sie sollte im lockeren Stand entspannt stehen, zentriert sein und ruhig und entspannt Atmen.

Zunächst wird gefragt, ob überhaupt getestet werden kann. Dazu ist das JA und das NEIN der Ersatzperson/des Stellvertreters zu ermitteln. Beim Körperpendel ist das JA meist ein „nach vorne neigen". Beim NEIN ist es eine Rückwärtsbewegung. Es kann aber auch umgekehrt oder ganz anders sein. Eine klare erkennbare und spürbare Antwort ist Voraussetzung für die Arbeit mit dem Unterbewusstsein.

Lasse dann die Ersatzperson/Stellvertreterin ihren Namen sagen: „Ich heiße: ... (Name Ersatzperson/Stellvertreterin)!" Dann sollte ein JA mit entsprechender Neigung die Antwort sein.

Dann bitte die Ersatzperson/Stellvertreterin, jetzt anstelle des Pferdes zu antworten. Dazu ist es erforderlich, dass sie sich energetisch mit dem Pferd verbindet.

Jetzt erfolgt die Arbeit für das Pferd. Lasse die Ersatzperson/Stellvertreterin jetzt den Namen des Pferdes sagen: „Ich heiße jetzt: ... (Name Pferd)!"

Ab jetzt antwortet das Unterbewusstsein des Pferdes, wenn ein JA kommt.

Mache dann die Befragung anhand deiner Emotionscode-Tabelle auf der Magnetkarte nach Dr. Bradley.

Die Lösung der eingeschlossenen Emotion geschieht entweder über dem Meridian des Lenker-Gefäßes am Rücken des Pferdes oder an der

Ersatzperson/Stellvertreterin. Aber sei vorsichtig: Die Ersatzperson/Stellvertreterin sollte keinen Herzschrittmacher, eine Schmerz- oder Insulinpumpe o.ä. haben oder schwanger sein.

Es reicht, wenn mit der Magnetkarte über einem Teil des Meridians gearbeitet wird, beispielsweise im Bereich des hinteren Rückens oder über dem Kopf.

Dabei steht die Stellvertreterin/Ersatzperson seitlich zum Frager, damit auch die kleinste Tendenz der Bewegung erkannt wird. Ist die Antwort nicht eindeutig, kann kreativ gefragt und vom Schema der vorgegebenen Fragen abgewichen werden. Die energetische Schwingung und Frequenz der Worte auf der Magnetkarte zählen und es braucht wirklich nicht mehr.

Sinnvoll ist, ein Protokoll der Testung anzufertigen und die Antworten stichwortartig aufzuschreiben.

Die Rücknahme für die Stellvertreterin geschieht ganz am Schluss: „Ich heiße jetzt wieder: ... (Name Stellvertreter/Ersatzperson)!"

Eine Fernbehandlung über das uns umgebende morphogenetische Feld, das uns alle miteinander verbindet, ist genauso wirkungsvoll wie eine direkte Behandlung vor Ort.

Es werden lange, die Umwelt belastende und womöglich stressreiche Anfahrtswege vermieden. Das reduziert den zeitlichen Aufwand und hohe Energiekosten. Eine ruhige zentrierte und entspannte Behandlung ist so leicht möglich.

Ich bevorzuge jedoch die persönliche Nähe zusammen mit dem Pferd in seiner vertrauten Umgebung. So bekommt der oder die Halterin die Reaktion unmittelbar mit.

Und so können Klänge eingesetzt werden, wie es bei der Fernbehandlung nicht möglich ist.

Eine besondere Form der eingeschlossenen Emotion ist die Herzmauer.

Wenn die Seele spürt, dass eine große emotionaler Verletzung geschieht, diese aber momentan nicht verarbeitet werden kann, etwa eine Misshandlung, wird eine Blockade in Form einer Herzmauer errichtet. So ist einer weiteren tieferen emotionalen Verletzung ein Riegel vorgeschoben.

Ist das auslösende Ereignis längst vorüber, bleibt diese Grenzmauer jedoch erhalten. Obwohl sie nicht mehr gebraucht wird, kann sie sich nicht auflösen. So entstehen chronische Probleme auf körperlicher und seelischer Ebene.

Ein Hinweis auf eine Herzmauer kann sein, wenn widersprüchliche oder zögerliche Reaktionen des Körpers auftreten. Meist bringt dann das Fragen nach einer Herzmauer eindeutigere Ergebnisse.

Da Pferde die Emotionen der Menschen in ihrem Umfeld sehr gut wahrnehmen, spiegeln sie auch Emotionen der Halterin. Klärt die Halterin in einer Sitzung selbst ihre Emotionen, hat das unmittelbare Auswirkung auf die Beziehung zum Pferd.

Winkelrute

Eine sinnvolle **Ergänzung** zum Emotionscode® ist die Messung des momentanen körperlichen und seelischen Zustandes mit der **Winkelrute** im Energiefeld. Sie zeigt, ob eine die körperliche und seelische Belastung auf der energetischen Ebene vorhanden ist. Die gemessenen Werte gehen nach der Behandlung deutlich zurück.

Sind Schmerzen vorhanden, werden diese vorher und nachher in einer Skala von 1-10 erfasst.

Ich mache das zusätzlich, da so anschaulich und nachvollziehbar für den Außenstehenden darzustellen ist, wie und in welcher Größenordnung sich die Lösung der Emotionen vollzieht. Schließlich arbeiten wir mit nicht sichtbaren aber im Energiefeld messbaren Energien.

Erfahrungsberichte von Emotionscode-Behandlungen bei Pferden

Beim Arbeiten mit Pferden vor Ort ist mir wichtig, dass die jeweilige Bezugsperson mit dabei ist. Das ist in der Regel die Halterin, wenn sie mit dem Körperpendel vertraut ist. Sie stellt sich in etwa 2 m Entfernung neben das Pferd. Ich stelle mich in einiger Entfernung so hin, dass ich beide von der Seite gut sehen kann. So erkenne ich deutlich kleinste Bewegungen beim Körperpendel.

Wenn das nicht geht, übernehme ich selbst die Stellvertretung im Beisein der Halterin.

Eine ruhige entspannte Atmosphäre ist Bedingung. Ablenkungen sind möglichst auszuschließen.

Es spricht nichts dagegen vor der Behandlung die Solfeggio-Frequenz 396 Hz unterstützend einzusetzen. Mache ein kleines Ritual daraus: Der Einsatz einer entsprechenden Klangschale oder einer Stimmgabel kann einen eigenen Raum, einen Rahmen und eine entspannte Athmosphäre schaffen. Eine weitere Person kann das Geschehen mit den Klängen während der Behandlung unterstützen.

Dann stelle ich meine Frage anhand der Emotionscode-Tabelle auf der Magnetkarte oder nach den Tabellen aus dem Buch „Der Emotionscode" von Nelson Bradley.

Es folgen beispielhaft höchst beeindruckende und berührende Behandlungen von Pferden, die von den jeweiligen Bezugspersonen selbst stammen.

Ihre Beobachtungen sind kursiv im Original wiedergegeben.

Annie

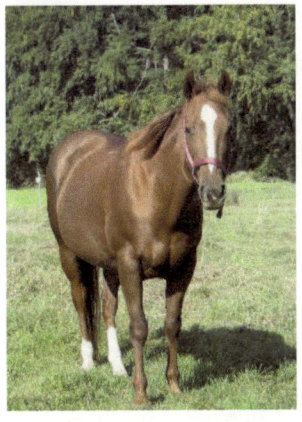

Bei ANNIE, die am Vortag eine osteopathische Behandlung hatte und nicht stehen blieb, konnte die eigene Emotion „Entmutigung" gelöst werden.

Nina, die Stellvertreterin für Annie, berichtet: *„Während der Behandlung haben sich bei mir, ganz viele unerwartete Gefühle geöffnet. Diese Verbundenheit mit dem Pferd, die sie mir zeigte, indem sie immer näherkam, um uns herumlief und als wir an ihrer Emotion ankamen in meiner Nähe verharrte.*

Ich bin wahnsinnig begeistert von dieser Zusammenarbeit, wie nah man dem Tier und dessen Gefühlen kommt, ohne es zu berühren. Auch ich habe mich im Anschluss ein Stück befreit gefühlt, da ich Annie als Helferlein dienen konnte".

Jutta, die Halterin von Annie berichtet: *„Nina war ihre Stellvertreterin. Annie hatte zwar eine osteopathische Behandlung am Vortag, der Grund warum sie nicht stehenblieb war, dass ich ihr nicht gesagt hatte, was wir machen...leider - und sie völlig verunsichert war beim Anblick der unbekannten Menschen in der Halle. Das war meine Wahrnehmung dazu. Das habe ich gelernt, dass ich meinem Pferd besser erkläre, was auf sie zukommt. So war Annie zu Beginn der Behandlung auch in die uns abgewandte Hallenecke orientiert und kam dann im Laufe der Behandlung zu Nina und blieb bei ihr.*

Als Halterin habe ich bei Annie nach der Behandlung keine Veränderung wahrgenommen".

Einige Zeit später habe ich aus aktuellem Anlass als Stellvertreter für Annie und mit der Zustimmung der Halterin eine Fernbehandlung durchgeführt.

Ich habe gefragt, ob es wegen ihrer Angst vor Hängerfahrten eine Emotion gibt, die hier und heute gelöst werden kann. Es kam ein: JA.

Ihre von ihrem Vater geerbte Emotion "Unentschlossenheit" kann ich erst eine Woche später nochmal angehen bzw. versuchen zu lösen.

Annies eigene Emotion "Verteidigungshaltung" ist erst in 3 Wochen nochmal dran.

Ihre eigene Emotion "Scham" konnte ich lösen.

Schmerzen hat sie im Moment der Behandlung keine.

Jutta berichtet am nächsten Tag:

„Annie hat am Mittwoch gesagt, dass sie nicht behandelt werden möchte. Es sei noch nicht dran, kam bei mir an.

Als ich Dir dann am Donnerstag per E-Mail geantwortet habe, habe ich noch einmal hineingespürt zu Annie und es kam ein JA.

Wenn Du mir nun berichtest, dass sie sich geziert hat und Du das Gefühl hattest, es war vielleicht nicht der richtige Zeitpunkt, dann hast Du wohl ein ganz feines Gefühl :-))

Und zu "Verteidungshaltung" kann ich Dir sagen: Ja, das war ein ganz klares Gefühl, das ich beim in den Hänger Verladen hatte. Das war keine direkte Angst, das war Verteidigung "nein, ich geh da nicht rein". Ein Pferd das Angst hat, wird eher panisch. Das war sie nicht. Sie hat eher die Füße in den Boden gerammt und gesagt, ich geh keinen Schritt weiter. Ich werde Annie einmal beobachten und Dir berichten, was sich entwickelt".

Die Fernbehandlung nach einer Woche verliefen wie folgt:

Wiederum etwas zögerlich kam ein JA zur Arbeit als Stellvertreter. Es war zunächst unklar, ob die zu lösende Emotion in Spalte A oder B zu finden ist. Bei der erneuten Nachfrage entschied sie sich dann für A. Dort war es die Emotion „Scheu", die sie von ihrer Mutter als Herzmauer vererbt bekommen hat. Sie konnte gelöst werden.

Danach war die Emotion „Unentschlossenheit" von vorheriger Woche dran. Diese hatte sie von ihrem Vater geerbt. Sie konnte jetzt auch gelöst werden.

Weitere Emotionen, die heute zur Lösung anstanden, gab es nicht.

Jutta berichtet am zweiten Tag danach:

„Ein ganz großes Dankeschön für Deine Behandlung. Ich bin sehr glücklich darüber.

Ich habe Deine E-Mail erst heute Morgen; am Samstag, gelesen. Und ohne zu wissen, dass Du Annie bereits behandelt hattest, habe ich schon deutliche Veränderungen bei ihr beobachtet. Und sie passen auch prima zu "Scheu" und "Unentschlossenheit" :-)

Annie ist, seit ich sie kenne, eine Außenseiterin in den beiden Herden, in denen sie bisher stand (auf dem Sonnenhof und jetzt im neuen Stall). Sie versuchte zwar am Anfang bei der Eingliederung zaghaft Anschluss zu finden, aber wenn die anderen sie weggejagt haben (was am Anfang normal ist), dann blieb sie weg und blieb immer im Abstand von ca. 5-10 Metern von der Herde entfernt stehen. Die anderen Tiere in der Herde stehen dicht zusammen beim Grasen oder auch bei Wind und Regen. Annie steht oder stand immer abseits.

Heute habe ich sie beobachtet, wie sie ganz dicht bei der Leitstute gegrast hat und sich auch mit der Herde ganz eng auf der Koppel bewegt hat. Das habe ich mir so sehr für sie gewünscht. Ich beobachte das noch ein paar Tage, ob das so bleibt. Aber ich kann mir gut vorstellen, dass das mit dem Thema Scheu in Verbindung stand.

Und, dass das Thema Unentschlossenheit gelöst wurde, habe ich gestern - am Freitag - sehr deutlich erfahren dürfen (zur Anmerkung: gestern wusste ich ja noch nichts von Deiner Behandlung).

Annie ist eine sehr rangniedrige und (wie ich es immer sage) vorsichtige Stute. Sie diskutiert nicht wirklich und folgt auch unliebsamen Befehlen, ohne sich groß aufzulehnen. Da gibt es andere Pferde, die dann ganz klipp und klar nein sagen und bei denen Du Dich dann erst mal mühsam durchsetzen musst. So eine ist Annie nicht, oder war es nicht. Mal sehen...

Gestern jedenfalls hat sie ganz entgegen ihrer Art - und es war eine Freundin von mir mit uns unterwegs, die Annie gut kennt - alle Entscheidungen selbst getroffen und hat mit einer Dynamik versucht, ihren Willen durchzusetzen, dass ich die meiste Zeit mit ihr diskutieren musste, wer denn nun von uns beiden die Chefin ist. Selbst meine Freundin hat gestaunt über ihr Verhalten.

Also, ich bin sehr gespannt, wie Annie sich die nächsten Tage gibt. Auf jeden Fall hast Du jetzt auch ein schönes und anschauliches Beispiel, was sich alles verändern kann!

Ich bin Dir von ganzem Herzen dankbar!"

Mittlerweile ist mir Annie ans Herz gewachsen. Ich spüre eine innere Verbundenheit.

Etwas trieb mich, den Emotionscode mit Annie eine Woche früher als geplant durchzuführen. Etwas war anders als sonst und die Frage nach momentanen Schmerzen drängte sich mir sofort zu Beginn auf. Diese wurde aber von Annie mit NEIN beantwortet.

Die augenblickliche energetische Belastung teste ich sonst immer mit der Winkelrute vor Ort. Heute habe ich das mit dem Körperpendel gemacht.

Ihre „körperliche energetische Belastung" war vor der Behandlung bei „2" Meter und lag nach dem Emotionscode bei „0".

Die „seelische energetische Belastung" war vorher „3" Meter und nachher kleiner als „1" Meter.

Dies zeigt an, dass sie im Moment wenig belastet ist und dass die Belastung durch den Emotionscode reduziert werden konnte.

Die eigene Emotion "Kraftlosigkeit" konnte ich nicht beim ersten Mal lösen. Es hat zwei Anläufe dazu gebraut.
Wieder kamen die Reaktionen zögerlich und sehr zart, ja fast schwach. Ich musste mich sehr konzentrieren.

Dann habe ich gefragt, ob die eigene versteckte Herzmauer "Verteidigungshaltung", die erst nächste Woche dran wäre, vielleicht heute schon gelöst werden kann?
Da kam ein klares NEIN.

Dann kam bei der nächsten Frage wieder eine "Verteidigungshaltung". Diesmal eine vom Vater übernommene „Herzmauer". Diese konnte ich lösen.

Zum Schluss zeigte sich dann noch eine vom Vater übernommene „Entmutigung", die sich bei Annie das erste Mal im Alter von 2 Jahren gezeigt hat. Sie konnte gelöst werden.

Jutta berichtet direkt am Abend:

„Erstmal ein Update für Dich zu letzter Woche: Ich bin ganz glücklich. Annie ist jetzt wirklich deutlich entspannter in der Herde. Sie wird nicht mehr nervös, wenn andere Pferde in ihrer Nähe sind, versucht nicht um jeden Preis auszuweisen (was sie vorher immer! gemacht hat) und reagiert viel gelassener auf Annäherungsversuche als vorher. Die Herde ist im Moment krankheitsbedingt um 2 Pferde kleiner als sonst. Ich bin gespannt, ob das so bleibt, wenn sie wieder zu sechst sind.

Dann ein kurzer Bericht zu dieser Woche. Annie hatte am Montag und gestern Abend eine Kolik, also Bauchschmerzen. Am Montag haben wir das selbst wieder ins Lot bringen können, gestern nicht. Der Tierarzt war da, weil sie doch große Schmerzen hatte. Mit Medikamenten haben wir das entspannen können und heute Morgen sah Annie schon wieder fidel aus. Aber das war sicher eine ordentliche Belastung für sie.

Wenn Du das Gefühl hattest, sie HEUTE zu behandeln, dann ist das ganz bestimmt richtig so gewesen. Auch wenn wir das JETZT noch nicht verstehen können ;-) Wenn wir aufmerksam durch die Welt gehen, werden wir das ganz bestimmt erfahren. Ich teile es gerne, wenn es "zu mir kommt".

Mir kommt gerade in den Sinn zu Deiner Feststellung, dass Annie so zögerlich antwortet, dass ich mal Tierkommunikation mit ihr mache und sie frage, wie sie das empfindet. Ich berichte... wird aber mindestens Samstag bis ich dazu komme.

Zu den Emotionen, die heute gelöst werden konnten, werde ich aufmerksam beobachten, was sich verändert. Ich bin gespannt :-)".

Ich war neugierig und testete, ob eine Emotion für die Kolik die Ursache war. Es kam ein NEIN. Bei der weiteren Befragung kam zuerst „Wasser" und dann „Ernährung".

Dies wurde von Jutta bestätigt. In einem Anruf schilderte sie mir detailliert, dass Annie zu wenig getrunken hatte und es dann zu Verstopfungen bei der Verdauung kam.

Sie berichtete mir von einer vorangegangenen Akupunktmassage-Behandlung bei Annie und äußerte den Verdacht, dass wohl die Akupunktmassage in Kombination mit dem Emotionscode zu viele Behandlungen für Annie waren. Das Gelöste will ja auch verarbeitet werden.

Da ich von diesen Behandlungen nichts wusste, kamen wir überein, zunächst keine Emotionscode-Behandlungen mehr zu machen. Wir wollten abwarten, bis sich der Zustand von Annie gebessert hat.

Carino

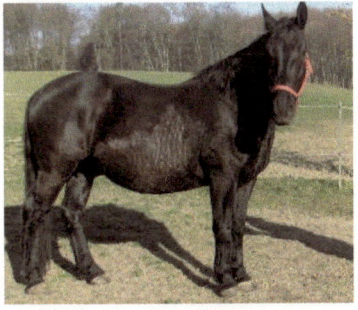

Bei CARINO konnte eine eigene und eine übernommene Emotion gelöst werden.

Die übernommene Emotion war „Verlassenheit" und trat im Alter von 2 Jahren bei ihm auf. Dann gab es noch eine von seiner Mutter übernommene Herzmauer. Sie wurde ebenfalls gelöst.

Jutta, die Stellvertreterin für Carino, berichtet: *„Sehr prägend für mich war, dass Carino über die gesamte Zeit Grenzen ausgetestet hat. Hauptsächlich bei Beate (die anwesende Halterin), die er dauernd belästigt hat. Ab und an kam er auch zu mir während seiner Behandlung, hat bei mir seine Grenzen aber bestätigt bekommen und ging dann wieder zu Beate".*

Beate, die Halterin, berichtet:

*„**Carino** vor der Behandlung: Carino ist Herdenchef von 20 Wallachen und hatte in dieser Zeit sehr zu tun, ein paar Neuzugänge zu beschützen und zu integrieren. Daher war er selber oft ungeduldig und gereizt und unwillig uns gegenüber.*
Seine alte Marotte, sich blitzschnell abzuwenden und loszureißen, um erst einmal wegzulaufen, meldete sich wieder.
So konnte es nicht weitergehen und ich bat Thomas, der auch schon früher Carino in Klangtherapie hatte, mit seiner Kombibehandlung Emotionscode plus Klangtherapie, zu helfen, um endlich einmal den Ursachen für Carinos Weglaufsyndrom auf den Grund zu gehen und sie aufzulösen.
Carino erkannte Thomas sofort wieder und stellte sich wohlig in Behandlungsposition, entspannte, kaute, leckte und seufzte während der Behandlung und war danach noch einige Minuten in einer "Nachtrance".

Nach der Behandlung: Carino bleibt die nächsten Wochen bis jetzt entspannt und zugewandt.

Einige Male drehte er sich noch weg, um dann aber nach ein paar Schritten sich seinem Menschen zuzuwenden und willig mitzukommen.

Er wirkte dabei, als ob er sich selbst bei einem alten Verhalten ertappt hätte, das er nun aber nicht mehr braucht.

Er ist geduldig und liebevoll und freut sich auf alles Neue, was er noch lernen kann.

Die Behandlung hat nachhaltig sehr gut gewirkt, ich kann sie zu 100% empfehlen".

Lady Fortuna

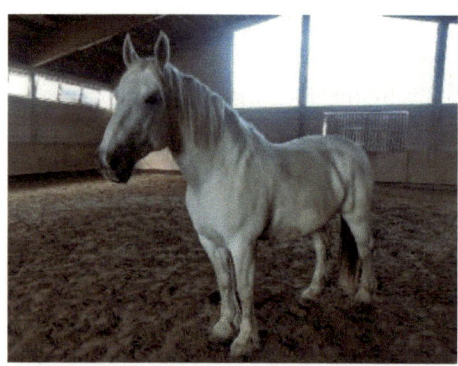

Bei LADY FORTUNA wurden zwei übernommene Emotionen gelöst: „Unentschlossenheit" und „Verzweiflung".

Die Halterin/Stellvertreterin Beate berichtet von LADY FORTUNA:

*„**Lady Fortuna** vor der Behandlung: Obwohl sie eine große Shiremix-Stute ist und mit zwei Kolleginnen zusammen die Stutenherde anführt, ist sie unsicher, schreckhaft, schnell abgelenkt und vertraut sich nicht in jeder Situation ihrem Menschen an.*

Sie erfasst alle Situationen und Regungen, auch alle Wünsche in der gemeinsamen Arbeit sofort, ist sensibel und übereifrig, will alles richtig machen.

Ich bat Thomas, mit ihr Ursachenfindung per Emotionscode in Kombi mit Klangtherapie zu machen, um sie zu entspannen und mehr in sich selbst zu zentrieren.

in bewährt ruhiger, achtsamer und sanfter Art begannen die beiden zu arbeiten.

Lady Fortuna nach der Behandlung: Fortuna genießt mit "Hänge-
lippe", grummeln, tief atmen, entspannen und Schnauben die Be-
handlung, steht danach noch einige Minuten still.
Ihre Augen haben mehr Klarheit und Tiefe und ich habe den Ein-
druck, sie sieht jetzt erst richtig hin, nimmt sich Zeit, sich einzulas-
sen.
Lady Fortuna ist bis heute zentriert geblieben, sie stellt sich Ängsten,
indem sie sie wegprustet, hat aber so viel Vertrauen, dass sie im
Kontakt mit ihrem Menschen bleibt.
Sie ist selbstsicherer und gelassener geworden und begrüßt Neues
neugierig und zugewandt.

Seit der Behandlung [vor drei Monaten; Anm. d. Verf.]. *haben beide*
Pferde große und erfreuliche Fortschritte gemacht".

Dies Beispiele zeigen einmal mehr, was mit Emotionscode möglich ist.
Bislang Verborgenes kann jetzt ans Licht geholt und gelöst werden.
Ein ermutigendes Zeichen.

Wissenswertes

Zu einer ganzheitlichen Sichtweise gehören eine artgerechte Ernährung sowie ausreichende Bewegung und genügend Tageslicht gleichermaßen für Tier und Mensch. Die Aufnahme von Vitaminen, Mikronähr- bzw. Mineralstoffen hat Auswirkung auf den ganzen Körper und wirkt der allgemeinen Verschlackung und Übersäuerung entgegen. Hier sei der generelle Hinweis auf eine basenüberschüssige Ernährung und Körperpflege gestattet – auch für Pferde.

Bei unspezifischen, nicht behandelbaren und chronischen Beschwerden sollte auch Stall und die Weidefläche auf vorhandene Erdstrahlen, Wasseradern oder Funknetzbelastungen untersucht werden.

Handys sollten bereits vor der Behandlung ausgeschaltet sein und im Aufenthaltsraum bleiben. Sie stören unsere Gehirnströme und die der Tiere. In Zeiten von 5G ist es besonders schwer, Plätze zu finden, die von Strahlung frei sind. Es gibt kaum noch „Funklöcher".

Achte auf Ultraschallgeräte (Lüfter-Anlagen, Alarmanlagen, etc.)

Auf eine ausreichende Versorgungsmöglichkeit mit stets frischem qualitativ hochwertigem Wasser sollte unbedingt Wert gelegt werden.

Es gibt nicht immer eine natürliche Quelle in der Nähe. Wenn möglich, sollte das zum Trinken angebotene Wasser gut gefiltert und energetisiert sein. Normales Leitungswasser aber auch das Grundwasser enthält viele Stoffe, die dort nicht hineingehören (Medikamente, Antibiotika, Hormone, Biozide, Keime, Fäkalien, etc.).

Eine erweiterte Analyse des Wassers bezüglich möglicher Schadstoffe durch ein Trinkwasser-Labor ist im Zweifelsfalle sicher eine gute Lösung.

Heute gibt es viele Möglichkeiten das angebotene Wasser mit Filteranlagen zu verbessern.

Für die Versorgung mit strukturiertem hexagonalem Wasser gibt es inzwischen gute Systeme. Das Wasser muss immer in Bewegung sein, um ein strukturiertes Feld aufbauen zu können. Informationen gibt es bei „Schwarzkopf Wassertechnik" und „Aquadea".

Ausreichendes und jederzeit zu Verfügung stehendes frisches und reines Wasser für das Pferd hält den Energiefluss und damit den Strom der positiven Schwingung bis in feinste Zellstrukturen nicht nur bei einer Klangbehandlung aufrecht.

Die überall zu sehenden schwarzen Kübel aus dem Baumarkt sind dafür nicht geeignet. Sie belasten das Trinkwasser durch austretende Weichmacher und andere Schadstoffe.

Ein qualitativ gute lebensmittelechte Wildwanne aus PE kostet nicht viel mehr und sollte es mindestens sein. Der dauerhaften Gesundheit der Pferde wird dies guttun.

Liebe Leserin, lieber Leser, unsere Reise ins Reich der Klänge ist nun zu Ende. Der Klang-Kreis schließt sich.

Wenn Du meine Zeilen bis hierhin gelesen hast, bedanke ich mich für Deine Geduld und Deine Aufmerksamkeit. Vielleicht kannst Du etwas davon in Deine Welt mitnehmen?

Denke bitte daran, dass dies alles meine persönlichen Eindrücke und Erfahrungen sind, die sich durchaus von Deinen unterscheiden können.

Ich möchte Mut machen, eigenes zu entdecken ohne neue Dogmen aufstellen. Diese haben in der Welt des entspannenden Klanges nichts zu suchen. Davon haben wir genug im alltäglichen Leben.

Wenn es dir gefallen hat, kannst Du nun auch gleich die Klang-Meditation auf Seite 45 für Deine eigene Reise nutzen.

Ich wünsche Dir viel Spaß damit.

Literaturhinweise

Marvin Albert: Mythos Solfeggio-Frequenzen; neowave.de

Uwe Albrecht: Der Armlängentest; Ullstein Taschenbuch 2011

John Beaulieu: Klangheilung mit Stimmgabeln; AT Verlag 2009

John Beaulieu: Heilen mit Musik und Klang; AT-Verlag 2010

Joachim E. Berendt: Nada Brahma Die Welt ist Klang; Suhrkamp Verlag 2007

Sandra Bloch: Tierkommunikation; unveröffentlichtes Skript 2017

Nelson Bradley: Der Emotionscode; VAK Verlags GmbH 2020

Magrit Coates: Heilende Energie für Pferde; Frank-Kosmos Verlag-GmbH 2009

Jude Currivan: Das Geheimnis des 8. Chakras; Ullstein Taschenbuch-verlage 2007

Graszyna Fosar und Franz Bludorf: Zaubergesang; Argo-Verlag 2002

Nanda van Gestel-van der Schel: Die Lebensernergie der Pferde; Cadmos Verlag 2014

Claudia van der Sluis: Die vier Elemente 1-4; Irisbuch 2004

Susanne Hühn/Mike Köhler: Schamanische Fantasiereisen; Schirner Verlag 2010

Linda Kohanov: Der bewusste Weg mit Pferden- mit 40 Karten; Wu Wei Verlag 2011

Almut Klöpfer: Das 8. Chakra; Hugendubel Verlag 2007

Thomas Künne/Inge Schubert: Die heilende Kraft der Planetenschwingungen; Goldmann Verlag 2005

David Lindner: Der Klang der Liebe; Traumzeit-Verlag 2016

David Lindner, Frank Plate, Zoran Prosic-Götte: Praxisbuch Klangmassage mit Klangschalen; Traumzeit-Verlag 2006

Eileen Day McKusick: Tuning the Human Biofield; Healing Art Press 2014

Ina Ruschinski: Dein Pferd-Spiegel deiner Seele; Schirner Verlag 2011

Roberta Ruth Hill: The Solfeggio Tones; CreateSpace Independent Publishing Platform 2016

Ariane Schurmann und Edwin Wittwer: Was willst du mir sagen? Schirner Verlag 2009

Lisa Schnider: Seelenbegegnungen: Koha-Verlag 2012

Dr. Schweikart Heilsteine-Edelsteine.net 2017

Dr. Otto-Heinrich Silber, Dr. Peter Hess, Jürgen Hoeren: Klangtherapie Wege zur inneren Harmonie; Traumzeit-Verlag 2007

Lisbeth Traffelet: Meridiantafeln für die Akupressur beim Pferd; Eugen Ulmer Verlag 2012

Bildteil

Der liebe Jacque ist leider schön über die Regenbogenbrücke gegangen

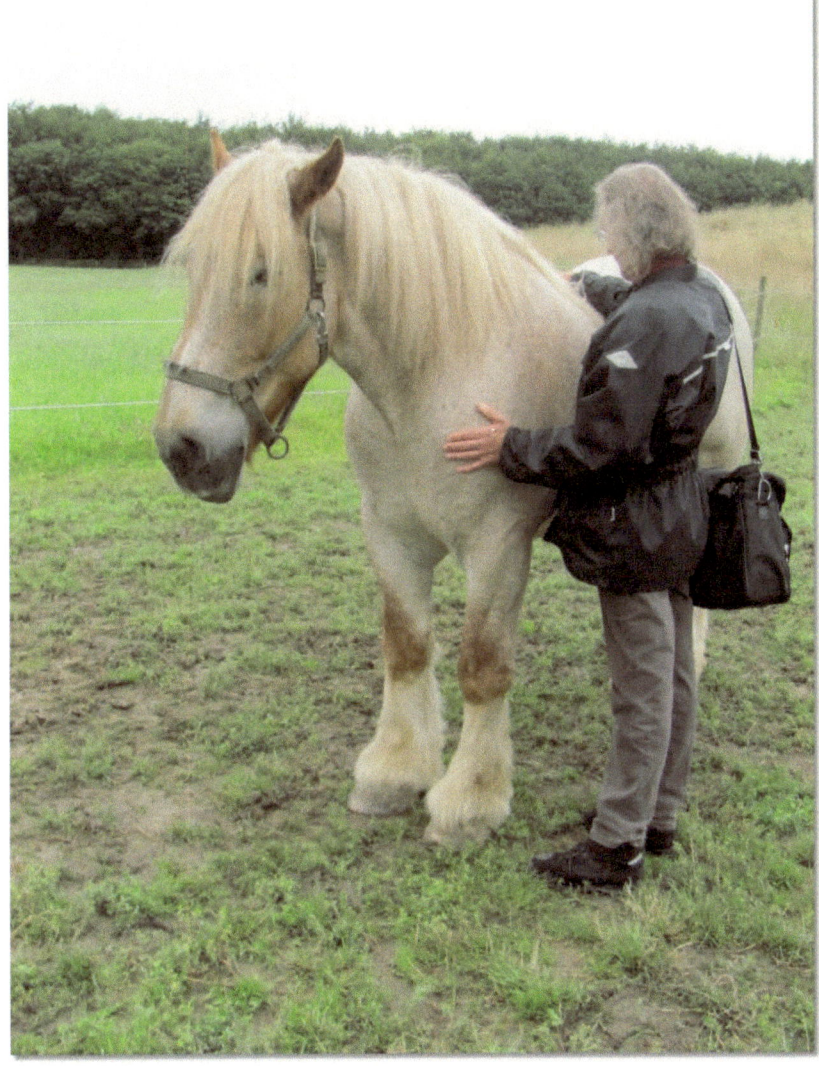

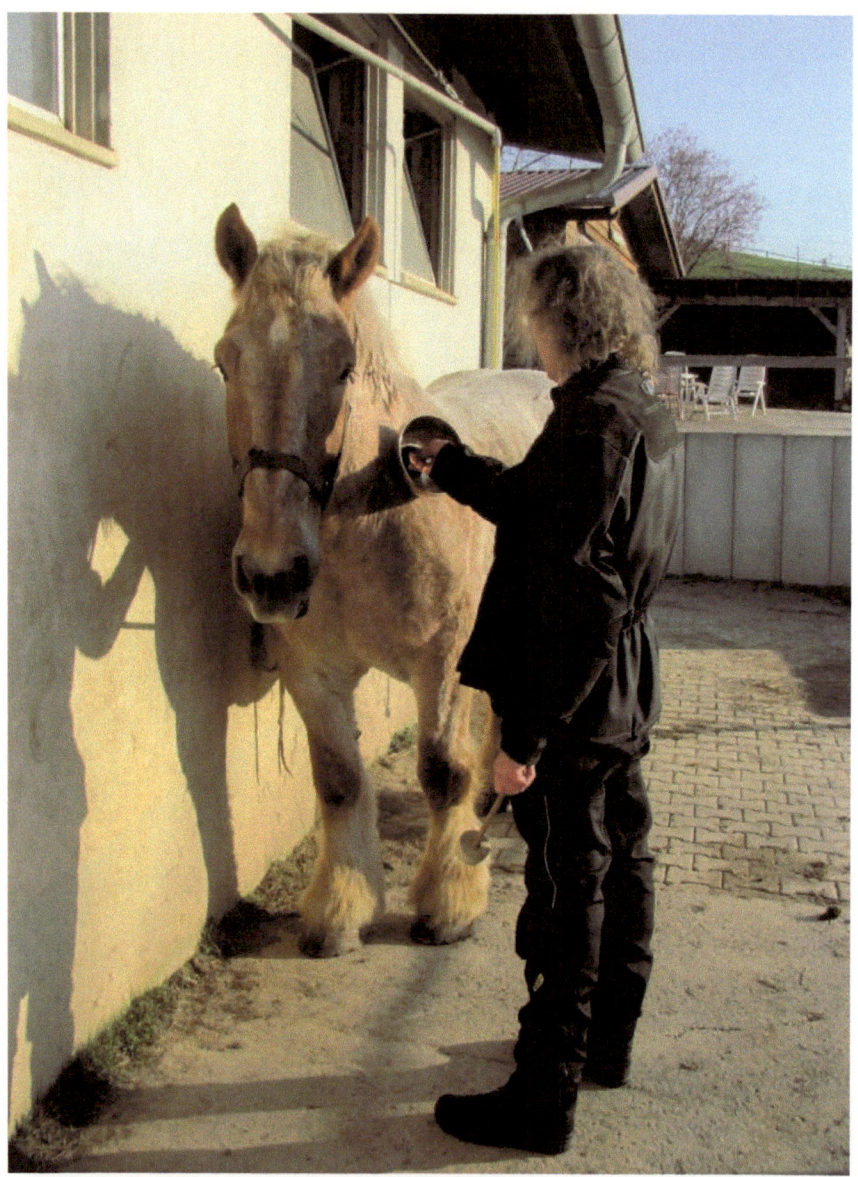

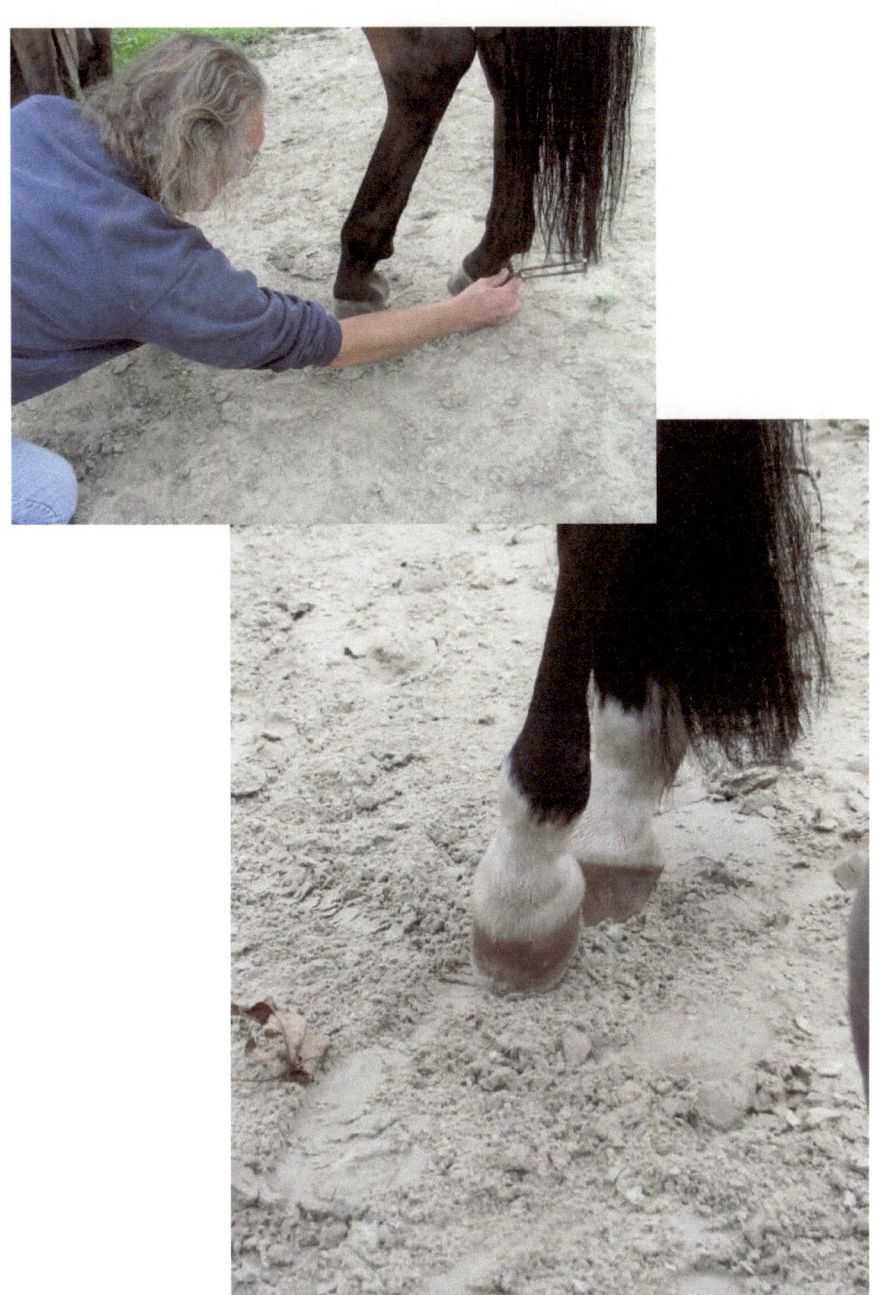

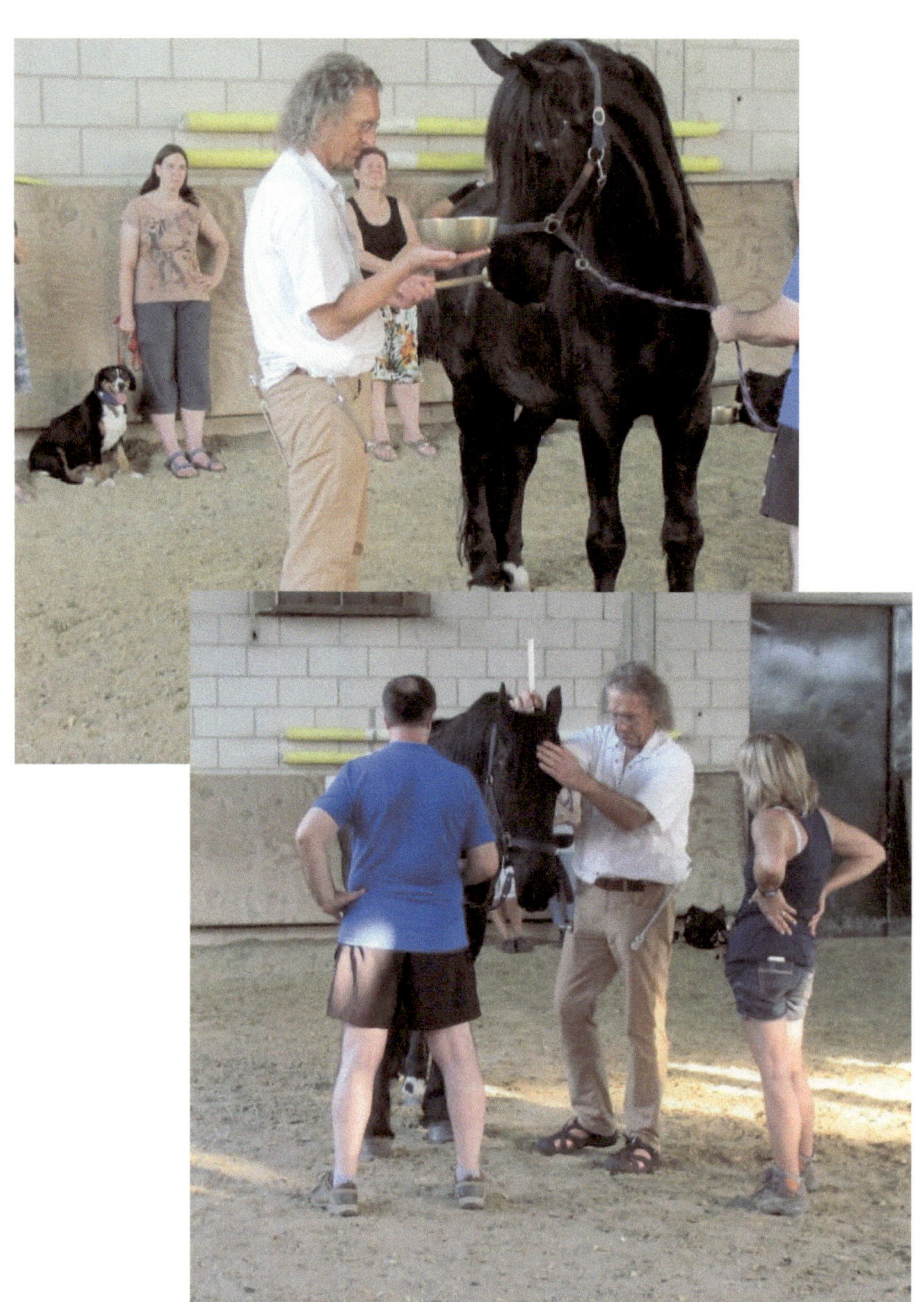

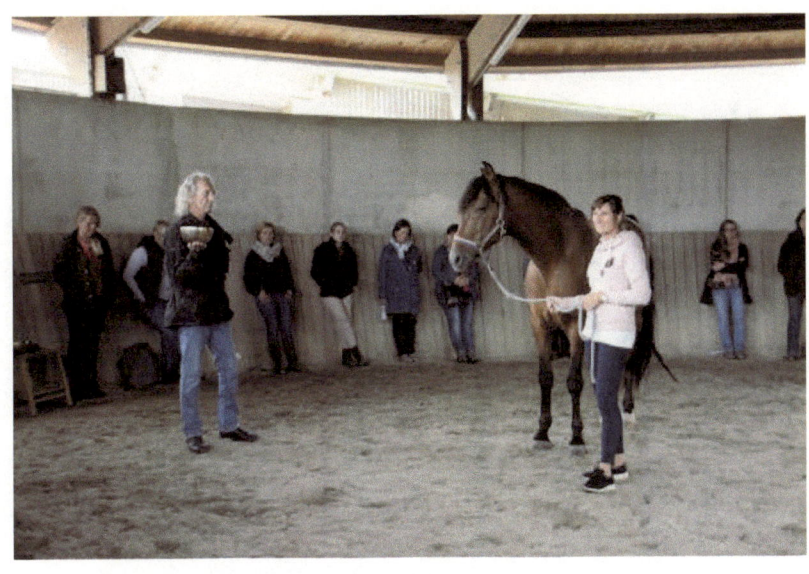

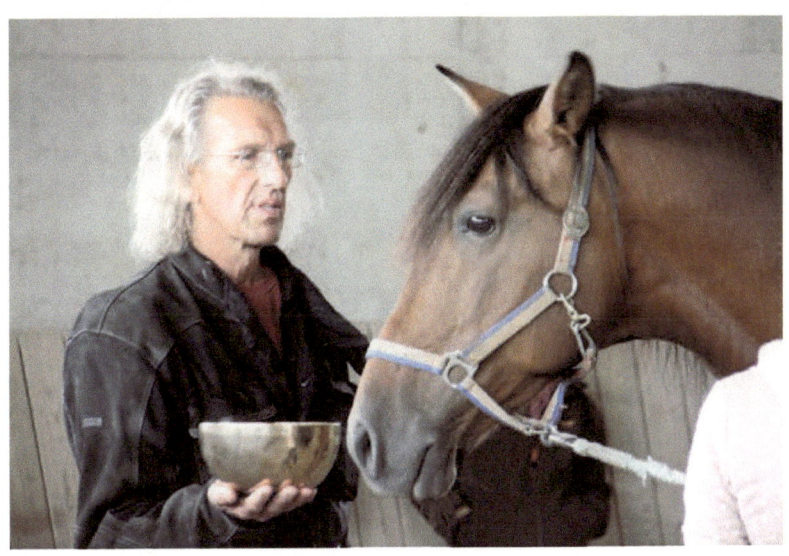

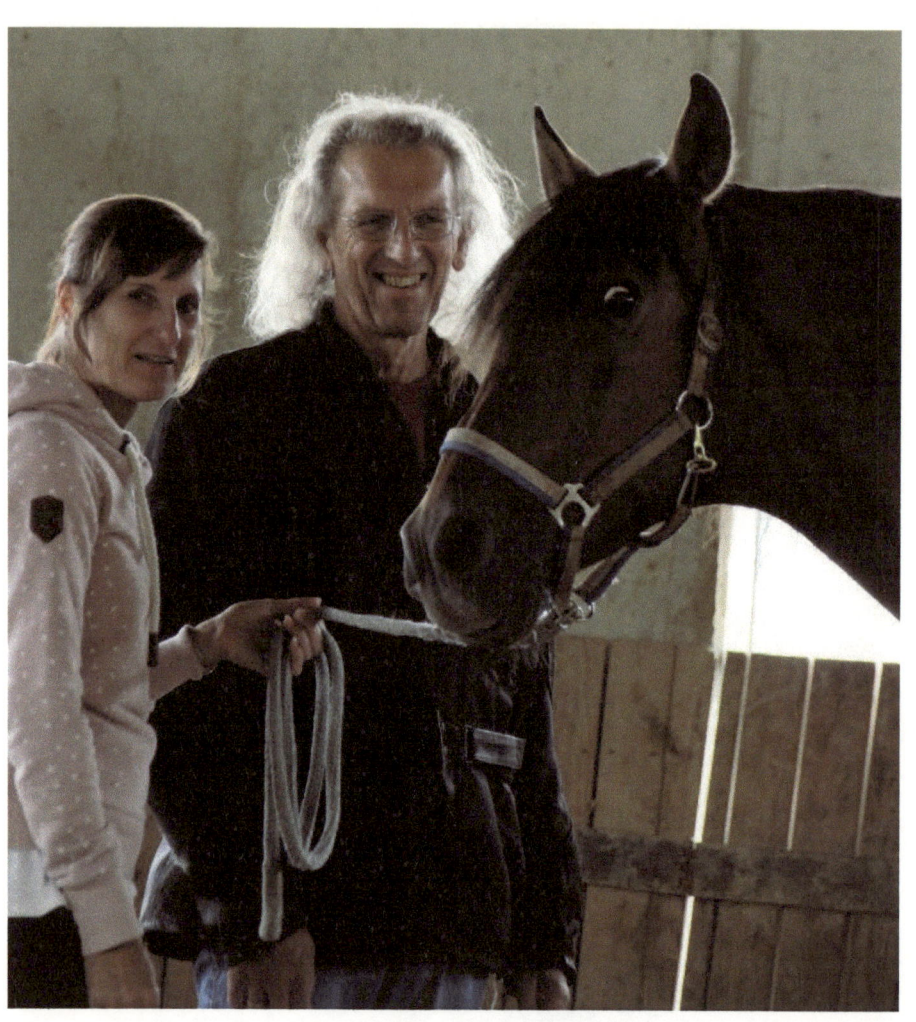

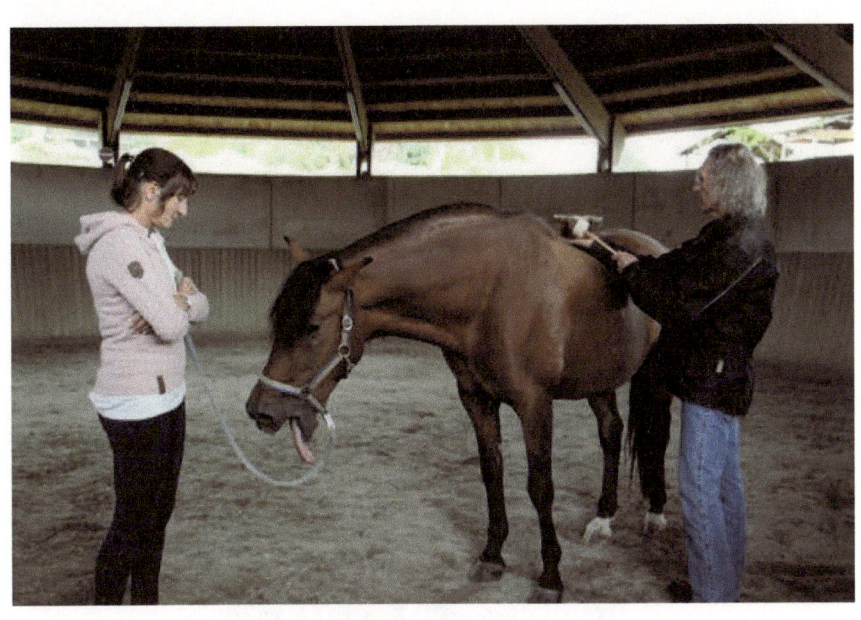

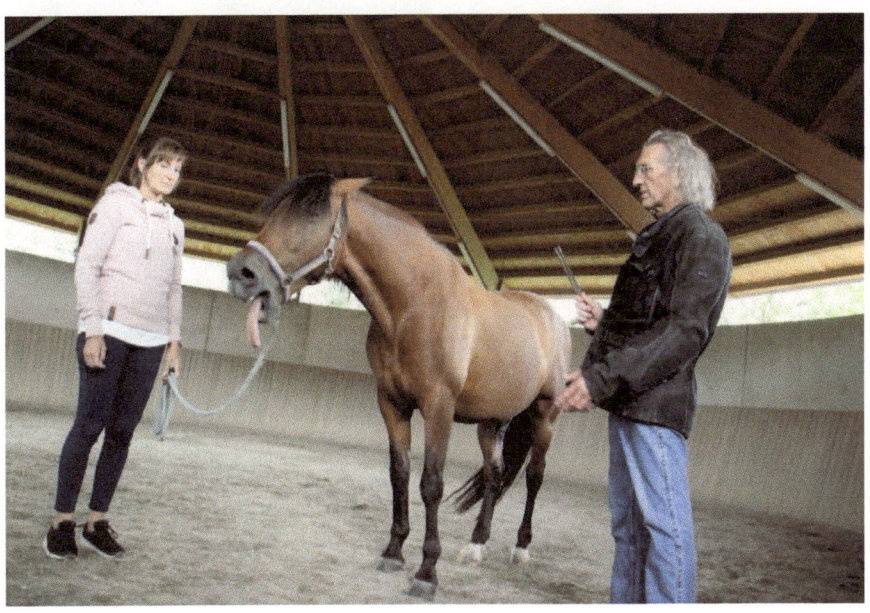

Bei *tredition* ebenfalls erschienen:

Mein kleines Räucher-Ritual zur
„Klang-Trance"

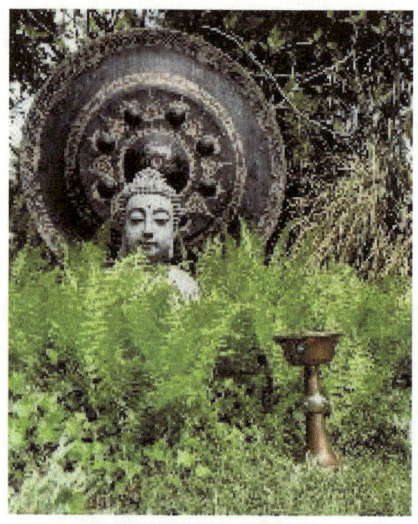

Reise in das Innere
„Dem Klang der Welt lauschen"
Thomas Blodig